筋膜線

{按摩伸展全書}

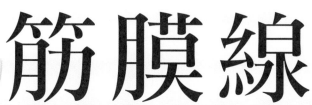

沿著**6**條筋膜線，找出真正疼痛點！
84組對症・部位・強化的全方位按摩法

|涂俐雯| 著

〔序〕

改善疼痛、避免舊傷，現在就開始肌筋膜運動

涂俐雯 醫師

踏入復健與運動醫學這個領域，要從我大學時期一次意外的運動傷害開始說起，當時我非常熱衷於網球運動，在某次大專盃網球比賽中，我的肩膀在發球時脫臼，不得不棄賽。休息了幾個月之後，我開始嘗試繼續打球，沒想到發球的時候還是脫臼了！所以就到醫院接受進一步檢查，並尋求治療，我記得當時醫師說：雖然肩關節韌帶有受傷，但是不到需要開刀的程度。

◇「復健運動」不是減輕疼痛，而是「恢復功能」

聽到醫師給我的這個判決，感覺似乎對我自己的疾病多了解一點，但卻又感覺非常茫然，因為我只知道「不需要開刀」，但我還是無法繼續打球，而且我不知道該怎麼做，才能回到球場上？在這段的時間裡，

我還是不顧一切地繼續打球，所以網球發球時會脫臼，打排球或羽毛球也會脫臼，到最後連睡覺的時候也會脫臼，但是，卻沒有人告訴我該如何避免一而再、再而三的脫臼發生。

直到後來實習的時候到了復健科，才發現原來強化肩關節穩定肌群的力量，可以讓肩關節更穩定，而減少脫臼發生的機率。這個概念好像一盞明燈，讓我可以對抗肩膀脫臼這個敵人，讓我可以繼續我熱愛的網球。這是我第一次了解到復健運動的意義和重要性，沒有復健運動訓練，那麼很多疾病就只是不痛了，但功能卻沒有恢復。

想徹底改善疼痛問題，就要訓練肌筋膜

「筋膜線」的概念，就是將肌筋膜歸納成不同的線條，來解釋身體的動力結構，且恰恰與中醫筋經的路線有許多巧合重疊之處，而「肌筋膜線」與「人體動作」也連結起來，自此，肌筋膜線不再是死板硬邦邦的線條。肌筋膜線能夠解釋動作，也因此與因動作而產生的運動傷害有了連結。

根據我的臨床觀察，不論是不是運動傷害，其實大部份的疼痛或者傷害，都是因為動作而產生的，而與動作相關的兩個最大的問題，就是肌筋膜的力量不足或者太緊繃，除了需要復健運動訓練弱化的肌筋膜之外，肌筋膜的伸展與按摩也是非常重要的。許多肌筋膜的疾病，經過伸展與按摩肌筋膜之後，都可以快速地得到緩解，接著如果還能夠進行肌筋膜的訓練，就能更徹底的改善問題，減少疾病復發的機率。

預防、自癒和在家復健的84組按摩伸展和訓練動作

因此，有別於市面上專門寫拉筋，或者專門寫按摩、放鬆，抑或者專門寫訓練的書，本書的特點就是將訓練‧伸展與自我按摩結合在一起，並且以「肌筋膜線」為治療的理論基礎，不但可以讓效果加成，起到事半功倍的效果，更能全面地治療疼痛的部位與疾病的根本源頭。

本書中有關伸展‧訓練的第一部分，是從肌筋膜線的角度出發，設計出6大條肌筋膜線的健康操，建議大家就算沒有疼痛，平時也可以規律的去執行肌筋膜健康操，這樣才能維持肌筋膜的健康，減緩肌筋膜的老化；第二部分是根據10個最常見的疼痛部位，分別設計出不同的伸展與訓練方法，建議❶開始有一點疼痛，和❷疼痛時好時壞，而且診斷尚未明確的人，可以根據疼痛發生的部位找出相對應的伸展‧按摩與訓練的方式，開始嘗試肌筋膜的自我修復療程；第三個部分是根據15個不同的疾病診斷給予訓練方式，這一部分建議大家必須先看診，讓醫師確定診斷名稱之後，再來翻書查找適合的肌筋膜自我復健訓練方式。

本書中這些簡易的居家肌筋膜訓練‧伸展與自我按摩方式，如果能夠持之以恆的執行，相信能夠幫助大家遠離疼痛，不但能保持肌筋膜的健康，還可以降低傷害發生的機率。

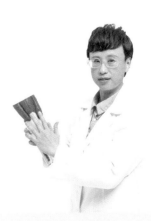

Part 2
鬆開肌筋膜，
才能根治疼痛

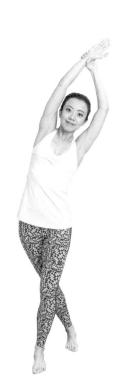

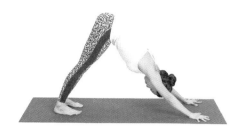

Part 3
解讀身體的 疼痛訊息

Part 4
全身六大肌筋膜 問題自我診斷

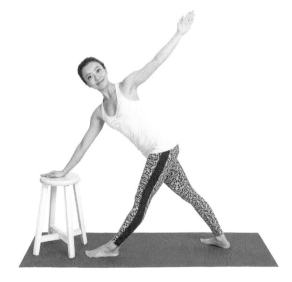

Part 5

最常見的10個
肌筋膜疼痛部位

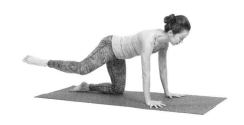

Part 6

15個痛症的
肌筋膜運動治療

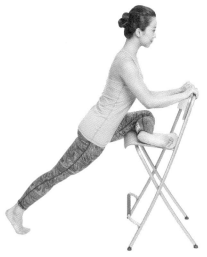

Part 1
所有的身體疼痛，
都是肌筋膜緊繃

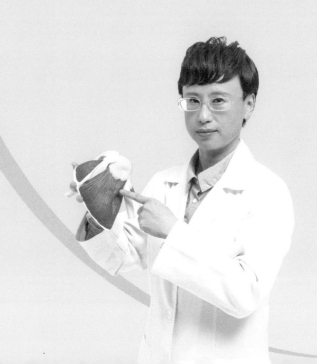

01 「肌筋膜」，是讓你走動跑跳的工具

在拉筋伸展、痠痛和疼痛自癒的風潮之下，「肌筋膜按摩」開始流行，大家也漸漸聽到「比起拉筋，更應該放鬆肌筋膜」的說法。雖然肌筋膜的概念在醫界、整復界行之有年，但一般民眾對於這個身體組織並不熟悉。究竟什麼是肌筋膜呢？

乍聽「肌筋膜」這個名詞，你可能會覺得有點陌生，其實，肌筋膜就是字面上的意思：「包住筋肉的一層膜」，是身體裡面結締組織的一種。肌筋膜位在皮膚之下，不只包住肌肉，也包住了脂肪、骨骼、血管，對這些身體器官和組織，有非常大的影響和作用。

◇ 減緩人體受到衝擊和震動的「保護網」

人類是一個穩定、不會輕易崩壞並且具有活動力的個體，其中最重要的就是人體構造中的硬實力與軟實力。「硬實力」指的就是身體的「骨骼系統」，構成身體骨架的部分；而「軟實力」就是指「軟組織」，包括肌肉、肌腱和韌帶，再加上貫穿全身的筋膜系統。

以建築物為例，以前都覺得屋子要能抗震、不會倒，那麼蓋屋子所

使用的每一個零件都必須很堅固才行。然而現在的高層樓房，當地震來的時候，反而會隨著地震輕微晃動，緩解衝擊力量；其實越具有彈性的建築物，反而是越安全的。人體其實也像建築物一樣，必須具有剛性與彈性，**要能有撐起身體重量的骨架，也要有能夠減緩衝擊的彈性系統，人體才能跑跳運動並承受碰撞。**

以跑步來說，每跨出一步、身體的重量壓在地面上之後，地面會給身體一個「地面反作用力」，這個反作用力會從小腿的肌肉肌腱開始，傳遞向上到大腿、到脊椎，在這個過程中，肌肉和肌腱所扮演的角色，一方面將地面的反作用力儲存為彈性位能，當作推進的力量，另一方面也吸收、緩衝掉多餘的能量。

人體中最為人熟知的軟實力，就是「肌肉肌腱」和「韌帶組織」，比較新的觀念是將這些組織再加上填充在身體裡的其他結締組織，全部統合在一起，稱為「肌筋膜系統」。而筋膜系統環繞包圍著身體，除了建構出身體的軟實力之外，其實還負責訊息傳遞，包括：張力、壓力、本體感覺，甚至是內分泌等訊息。也有研究認為，中醫經絡的療效，其實是經由筋膜系統傳遞的，針刺穴道其實是在針刺筋膜，在筋膜上引起壓電反應，進而傳遞訊息到身體其他部位，包括內臟和大腦神經系統。

撐起人體、保持平衡的張力作用

根據人體解剖的真實證據，身體可以拆解出好幾條連貫的筋膜，例如：淺背線、淺前線、側線、螺旋線、手臂線、功能線和深前線等等，以上這些連續貫穿身體的筋膜線、各自負責不同的功能，但整體功能就

是將身體像帳篷一樣撐起，以維持人體內張力與壓力的平衡，形成一個穩定的個體。

簡單來說，當有人在你的肚子上踢了一腳，腹部的筋膜系統會先吸收踢過來的力量，這些力量會造成腹腔壓力的上升，但腹腔可不想承受這些多餘的力量，就會利用筋膜將這些力量釋放出去──結果有可能是踢你的人被彈開，或者是你自己往後彈開。

其他同主題的書籍中，將葡萄柚比喻為筋膜系統，用來解釋肌肉筋膜的橫向構造。筋膜有很多層次，橫切開葡萄柚之後，會看到一層一層的膜包住果肉，塑造出葡萄柚形狀，如果沒有這些膜，那葡萄柚的內部就是一堆果肉的顆粒。然而，如果要理解肌肉筋膜的縱向連線，或許可以用香腸作為解釋。香腸的腸衣就像最外部的筋膜，絞肉就是肌肉的部分，而每一節香腸中間的分隔部分就像是肌腱一樣，雖然一節一節的香腸（肌肉）看起來是各自分開，但中間藉著腸衣連結起來，拉動任何一部分的腸衣或者是擠壓任何一節香腸，都會讓整條香腸的形狀改變。

和神經、循環系統同樣重要的肌筋膜系統

總而言之，肌筋膜就像是貫穿全身且無所不至、無孔不入的組織，將身體所有器官包覆並且組織起來，首先維持了身體的構造形態，也幫助了身體對抗地心引力站、走或者跑，還能吸收或者反彈外來的衝擊力，另外一個比較特別的功用就是協助訊息的傳遞。

身體中那些紅色肌肉裡的白色筋膜，原本是生理學家們不屑一顧的部分，但後來卻發現肌筋膜隱藏著許多神祕的功能，肌筋膜的角色與重

要性在最近幾十年慢慢地被生理學家們重視，大量與肌筋膜相關的研究也陸續的發表出來。

　　傳統的人體生理學中，最重要的兩個系統其實是神經系統與循環系統，一直到現在，有學者認為肌筋膜系統能與身體的兩大系統相提並論，而肌筋膜系統的理論也漸漸建構完整，其根據肌筋膜理論所衍伸出來的臨床應用也是不勝枚舉，而應用肌筋膜理論的治療手法，更成功的幫助很多人獲得健康，這也印證了肌筋膜理論的可靠性。

　　肌筋膜主要包括肌肉與筋膜，一般的觀念是肌肉可以收縮，也可以伸展；而筋膜卻只能夠伸展，無法收縮，所以，肌肉需要鍛鍊跟伸展，而筋膜只需要伸展，但事實上，筋膜也是具有收縮能力的。

　　研究發現筋膜裡面含有肌纖維母細胞，而肌纖維母細胞本身就具有收縮的能力，可以產生顯著收縮的力量，尤其是在大面積的片狀筋膜裡面更為明顯，例如腰椎筋膜內的肌纖維母細胞的收縮能力就能影響下背的穩定性。因此，肌肉與筋膜都需要鍛鍊與伸展，比較不同的是鍛鍊筋膜的成效比鍛鍊肌肉慢太多了，而且也很難從外觀上看到筋膜發生了什麼變化，舉例來說：像是健美訓練，只要堅持鍛鍊幾個月，就可以看到肌肉明顯的變大塊了，相較於芭蕾舞者，其柔軟的身段與良好的肢體控制力，必須花好幾年，甚至是十幾年的時間，持續不斷的訓練與伸展才能夠得到的。因為鍛鍊筋膜的效率遠遠比鍛鍊肌肉慢太多了，非常容易半途而廢，如果要看到成果，必須要非常有耐心，堅持鍛鍊堅持伸展。

02 肌筋膜神奇又快速的反應力、預知力

　　肌筋膜包括肌肉與筋膜，而筋膜的結構可以從巨觀與微觀兩個角度切入來解釋，從巨觀來說，筋膜就是肌肉裡面和外面一層層白色的膜和肌肉兩端的肌腱，此外，從皮膚下到骨頭之間所填充著的結締組織或者黏液狀的成分都被納入筋膜的範疇之內；從微觀的角度，筋膜其實可以深入到細胞層次，也就是說細胞之間也有筋膜的聯結，某些訊息也經由筋膜來溝通。只是在「肌筋膜系統」中，以「肌肉」的功能最顯而易見，體積也最大，因此一直以來都扮演著「肌筋膜」系統中的主角，而「筋膜」這個配角的功能一直到這十幾年來才被慢慢發掘出來，而且證據越來越多，筋膜的角色越來越重要。

肌筋膜的訊息反應，比神經更快速！

　　從微觀角度來說，肌筋膜的構造甚至可以延伸到細胞層級，細胞內骨架與細胞外基質之間，藉著「黏附蛋白」來連結，這個連結可以將細胞外的機械訊息傳遞到細胞內，甚至可以傳到細胞核影響細胞的基因或代謝表現。舉例來說，給予肌筋膜一個拉力，細胞被拉長，這個訊息會經由黏附蛋白傳遞到細胞內，細胞感受到壓力，進而刺激分化增生出多

的細胞，相反的，如果細胞很多很擁擠，每個細胞形狀都方方圓圓，細胞就會自動凋零死亡，讓出一些空間。

此外，肌筋膜的巨觀和微觀之間，是一個快速而巧妙的訊息通道，在巨觀下的身體形態，可以藉著肌筋膜張力傳遞給微觀下的每個細胞，讓身體細胞快速的知道目前肢體在空間中呈現什麼狀態。例如：在投手做投球動作時，身上的前手臂線的整條肌筋膜張力都會升高，因此這條肌筋膜上的細胞，就會知道目前身體的是處於將要把球投出的姿勢。

這種訊息的傳遞，並不是經由神經系統，而是經由肌筋膜，雖然神經傳遞訊息的速度已經非常快速了，但是肌筋膜傳遞訊息的速度，還遠比神經快上很多，因為肌筋膜是以震波的形式傳遞訊息，其速度可以達到每小時1100公里，大約是神經傳導速度的三倍，因此，有了肌筋膜幫助訊息傳遞，會讓身體的動作更有效率，也能避免受傷。

預先做出反應，減緩人體受傷程度

肌筋膜傳遞張力訊息的能力，對人體的重要性可以從「預應力」（prestress）來解釋。**預應力是指身體對外在刺激的預先準備或反應**，這個能力對於動作的效率或者保護身體和預防運動傷害非常重要。例如：踢足球時，當還沒踢到球的那一瞬間，其實整個小腿、大腿和腹部的肌筋膜張力會先提高，整隻腳的前側都先收緊準備好，然後才能快速地將球踢出，雖然看起來像是肌肉收縮趨動腳去踢球，但其實在這之前，筋膜已經先收緊，做好萬全的準備了。

我再舉一個例子：當你走在路上，不小心踢到東西，眼看就要往前撲倒——在這之前，你的背部肌筋膜就已預先收緊，減緩上半身落下的

速度，所以常見的情況是，雖然未必真的跌倒、跌倒時也沒有撞到腰，但是隔天腰卻痛得要命，這就是因為**腰部肌筋膜預先收緊**，雖然分散了跌倒的力量，卻也拉傷了自己。

其實只要經過反覆多次的練習，就可以改善肌筋膜的預應力、加快反應速度和動作品質，但如果你有一段時間沒有從事運動，會發現肌筋膜對於同樣動作的反應會慢很多，感覺全身就像鬆散掉一樣，很多原本一瞬間可以做到的反應，突然莫名其妙的「走鐘」一些，這就是所謂的感覺跑掉了，或是手感消失了，球感不見了！不只是會影響運動表現，也非常容易發生運動傷害；就像是投手失憶症，可能身體沒什麼傷痛了，但是投起球來就是感覺全身有說不出來的不對勁、不順暢。

少了肌筋膜，要花5分鐘才能撿起鑰匙

用最簡單的方法來解釋：筋膜包住了肌肉，肌肉的端點則附著在骨骼上，而筋膜可以穿過好幾條肌肉，將相鄰的不同肌肉連結起來，當肌肉收縮時，會帶動筋膜滑動與骨骼移動。因此，骨骼、肌肉與筋膜這三部分組合起來，就可以使我們動作更流暢且具有效率。

你可以想像一下，如果身體缺乏筋膜包覆連結多條肌肉，那麼人類的動作就會像木偶一樣，拉一條線只能動一個關節，而且只能單一方向的移動，這樣一來動作就會變得沒效率，而且看起來很呆板。所以，如果人類失去筋膜系統，做現在的任何一個動作，都會耗費多好幾倍的時間，例如花個好幾分鐘才能撿起掉落在地上的物品，而且運動員根本做不出那麼多精準且複雜的動作，舞者也沒辦法呈現出那麼多美妙且不可思議的體態了。

03 肌筋膜緊繃、
導致痠痛的5大原因

造成筋膜緊繃、導致身體疼痛的因素，最常見的有以下幾種情況：

❶ 姿勢不良，導致「代償現象」

良好的姿勢其實就是最省力、且最有效率的姿勢。身體的肌肉可以簡單劃分成兩類，一類是「維持姿勢的肌肉」，例如：站立起來的時候，豎脊肌必須收縮維持脊椎挺直的姿勢，而另一類是「產生動作的肌肉」，例如：將包包提起來這個動作中，二頭肌就是產生動作的肌肉。然而，如果身體是保持在良好的姿勢之下，「維持姿勢的肌肉」就只要用最小的力氣收縮，而身體的其他肌肉甚至可以放鬆，完全不必用力。

但是，如果身體的姿勢不良，那麼「維持姿勢的肌肉」就必須用更多的力氣收縮，而原本不需要收縮、可以放鬆的肌肉，就必須要收縮，就是所謂的「代償現象」，因此，即使身體是在一個靜止的狀態下，**壞姿勢比好姿勢需要更多力量去維持，需要耗費更多的能量**。

除此之外，原本產生動作的肌肉，卻去幫忙維持姿勢的肌肉做工，維持姿勢雖然不需要很大的力量，但卻需要持久收縮的耐力，一般「產

生動作的肌肉」並不具備這樣的能力，如果長時間這樣下來，這些肌肉就會非常緊繃，而緊繃的肌肉會讓血液循環變差、容易發炎也容易拉傷，最終的結果就是肌筋膜緊繃合併疼痛。

❷ 固定反覆的動作，導致某些肌肉過度使用

如果因為運動或者工作，必須長期做某些相同的動作，**這會讓身體肌筋膜漸漸的適應那些特定的形態**。例如：棒球打者必須不斷地揮棒，那麼肌筋膜就會往相同的方向旋轉；而芭蕾舞者必須不斷地跳躍，所以小腿的肌筋膜就容易向上短縮；自行車選手必須長時間保持坐姿，所以背部的肌筋膜通常是被拉長的，而大腿後側的肌筋膜是縮短的，這些情況都是因為固定的動作方向或者動作形態所導致。

❸ 肌肉無力或緊繃，產生筋膜纖維化

肌肉無力或者緊繃，都有可能會造成身體的張力或者壓力，長時間下來，**聰明的身體為了適應這些張力或壓力，自然而然生成更多的纖維組織去補強**，去抗衡這些多出來的力量。

舉例來說，如果你必須長時間低頭工作，後頸部肌肉就需要持續的收縮，才能撐住你的頭不會垂下來，如果後頸部肌肉無力的話，最簡單的方法就是讓肌肉筋膜組織內多長出一些強韌的纖維組織，好處是後頸部的肌肉可以減少收縮的力量，得到一點喘息的機會；壞處就是肌筋膜的彈性變差了，而且肌筋膜的構造也會變形。壓力大的地方，肌筋膜的

適應方式就是縮短，而張力大的地方，肌筋膜的適應方式就是拉長，這兩者都會出現組織纖維化的現象，最終都會造成肌筋膜過度緊繃。

❹ 受傷後產生疤痕粘黏，進而發生代償現象

肌肉拉傷或者關節韌帶扭傷後，身體修復的反應也是靠纖維母細胞生成纖維組織，去填補受傷的地方，這些被填補過的地方就會形成一個疤痕組織，然而，並非每一次身體的修復反應都完美無缺，有時候疤痕組織產生過多，有時候疤痕組織和周圍組織產生粘黏的現象。

簡單的說，就是受傷的地方跟鄰近組織黏在一起，這樣一來筋膜會被卡住，**除了緊繃之外也會影響循環**，阻礙肌筋膜傳遞訊息的效益。肌筋膜粘黏會影響正常肌肉運作的模式，粘黏的時間越長，越容易產生代償現象，而且代償的範圍會越來越廣。例如：原本是腳踝扭傷造成腳踝外側韌帶撕裂，小腿外側肌筋膜就會代償性提高張力，通常會導致腓骨肌肉收縮、保持緊繃以穩定踝關節；然而，如果過了一段時間，韌帶修復的結果不佳，還是非常脆弱鬆弛的話，那麼代償現象就可能會往上延伸，大腿外側的肌筋膜（股二頭肌、闊筋膜張肌和髂脛束）也會緊起來，甚至連臀部的肌肉（臀中肌或梨狀肌）都會緊繃起來。

另一個例子是手術，例如在腰椎手術之後，腰部肌筋膜被切開破壞，然後產生粘黏，這樣一來可能會導致手術後下背肌筋膜緊繃，甚至手術後仍然還是疼痛難耐。以上兩個例子都是肌筋膜受傷後，發生粘黏所衍生的後果。

❺ 焦慮、憂鬱的心理因素，影響肌筋膜鬆緊

心理狀態的焦慮或者憂鬱，也會影響到筋膜的鬆緊程度。心理的壓力增加，神經的張力就會增加，而且這種影響是全面的，並非是單一肌群或單一筋膜，全身細胞就像是要去作戰一樣，所有的肌肉細胞都會莫名奇妙的增加張力，全身的筋膜也會廣泛性緊繃起來；此外，當身體的酸鹼值越低，肌纖維母細胞的收縮力越強，**而焦慮或者情緒壓力都有可能會影響到呼吸狀態，呼吸會變得淺又快，身體會變得比較酸，因此肌纖維母細胞就傾向於收縮的狀態**，而肌纖維母細胞在身體的片狀筋膜中出現最多。例如：腰椎筋膜、闊筋膜、小腿筋膜與足底筋膜等，因此，如果你的腰部、髖部、小腿與足底緊繃，也可能是肇因於心理壓力。

修護肌筋膜發炎與疼痛，一定要有耐心

筋膜粘黏不是急性問題，是長期、慢性的問題累積。主觀的感覺是持續的、難以放鬆的緊繃感，因為還會影響到微循環，所以可能會導致慢性肌筋膜發炎，因而出現痠脹疼痛的感覺。此外，伸展到此處筋膜時，還可能會出現撕裂般的疼痛感。

若要解除筋膜粘黏緊繃的方法，就是要規律的伸展筋膜，可以的話，伸展配合呼吸能達到更好的放鬆效果。

04 上班族立刻檢查！
肌筋膜緊繃的3大原因

❶ 長時間維持在固定的姿勢

　　長時間維持在同一個姿勢，會讓筋膜隨著姿勢定型下來，而且通常是定型在一個不對稱或者不好的狀態之下。舉例來說：如果你將電腦螢幕放在桌面右邊，身體需要時常轉向右邊打電腦，那麼肌筋膜就會傾向固定在向右旋轉的形態，因此，身體向右旋轉的筋膜會縮短，向左旋轉的筋膜會拉長。

　　另外，現代人工作時間都很長，就算你有意識地想要維持良好的姿勢，通常也撐不了這麼久，很快又回到習慣的錯誤姿勢了，**而肌筋膜一側緊繃、一側拉長的不對稱狀態，只要持續的時間太久就會定型下來**，就算離開了工作座位，身體還是無法立即回正，依然還是會歪一邊。如果沒有適當的拉筋伸展，那麼縮短的筋膜會越來越短，拉長的筋膜會越拉越長，呈現惡性循環，假設影響的筋膜包括或是經過脊椎區域，那麼幾年下來，頸椎或者腰椎就會出問題，甚至會長出骨刺。

　　我在臨床上就發現，年輕人的頸椎越來越不好，很多不到三十歲的

年輕上班族，因為脖子長期疼痛來看診，結果從 X 光中發現頸椎提早退化了，不但椎間盤的間隙被壓扁、同時還長出骨刺，頸椎或者腰椎退化的年齡逐漸下降與姿勢有關，也可說是與肌筋膜有關。

❷ 身體水分不足，肌筋膜欠缺柔軟度

肌筋膜需要充足水分，才能維持健康、有柔軟度的筋膜。但上班族大多因為工作忙碌，水喝得不夠多，因此，肌筋膜時常處於缺水甚至脫水的情況，長期下來就會筋膜就會變硬、變緊、變脆弱，不僅容易長期發炎導致慢性疼痛，也容易拉傷撕裂導致急性疼痛，因此補充水分對於肌筋膜健康，可說是非常重要的。

❸ 焦慮緊張的精神狀態

當工作忙碌或壓力時，人們不自覺感到緊張、焦慮時，身體會有防禦機制，不但會釋放出呈現備戰狀態的訊號，也讓筋膜同樣接收到防禦警訊，隨時收緊準備作戰而導致緊繃現象，所以我在臨床上發現，多數焦慮的人，也常出現肌筋膜緊繃、伴隨長期肩頸痠痛的問題。

因此，當身體某些部位出現痠痛緊繃問題時，就要去檢視自己的姿勢正確與否？或是身體缺乏水分？又或者情緒上是否過度緊張了？逐一去感受身體釋放的警訊，你才能找出自己真正的病源所在。

從症狀發現自己的錯誤姿勢

CHECK POINT

胸口悶、呼吸不順暢、上背疼痛

● 錯誤坐姿：

最常見的就是駝背，會導致胸部前側的筋膜緊縮，胸部後側的筋膜太長，不管太短或者太長，都會有緊繃的感覺，而且胸椎也會因為前後筋膜的異常張力而卡住，常伴隨出現胸悶或者呼吸不順暢的感覺。

速翻P.126〈上背疼痛〉

CHECK POINT

肩頸肌肉僵硬、胸椎第一節突出

● 使用電腦姿勢不佳：

因為電腦螢幕太遠或者字太小，打電腦的時候為了看清楚螢幕，頭部常會常不自覺往前，造成下巴突出的姿勢，這樣的姿勢會導致肩頸肌肉過度收縮過度使用之外，最後還會導致肌筋膜發炎。除了有肩頸僵硬的症狀外，從背後看使用電腦姿勢錯誤的人，常常會發現他們的第七頸椎與第一胸椎特別向後突出。

速翻P.122〈頸部疼痛〉

CHECK POINT

腰部或下背疼痛、骨盆歪斜

● 錯誤站姿：

常見的錯誤站姿就是不自覺凸出肚子站著，尤其是常抱小孩的家長最常見。因為用肚子頂住小孩是比較省力的方式，但是這樣一來，腰部後側的筋膜會縮短，腰部前側的筋膜會被拉長，結果會讓腰椎卡在過度前凸的狀

態下，長期下來都會導致腰部或下背疼痛。另外，常三七步站姿的人，也容易會有骨盆歪斜的問題。

速翻P.134〈腰部疼痛〉

頸椎椎間盤突出、肩頸痠痛

● **3C低頭族：**

低頭族因為過度彎曲頸部，會使頸部前側肌筋膜過度短縮，而頸部後側的肌筋膜過度拉長，長時間下來會造成頸椎椎間盤突出，輕微的話，頸椎X光只會發現頸椎變得很直，失去微微前凸的自然幅度。臨床表現都是頸部僵硬痠痛，嚴重的話，X光片會看到頸椎椎間盤之間的距離減小，如果到這個地步，除了頸部疼痛，還會伴隨有放射性的上肢痠麻脹痛。

速翻P.208〈頸椎椎間盤突出〉

小腿痠又緊、跟腱發炎

● **小腿柔軟度不足：**

阿基里斯肌腱、就是俗稱的跟腱，跟腱上面連接小腿肚的肌肉，當你在走路、跑步或者跳躍時，腳踝推蹬前進的力量，就是靠小腿肚肌肉的收縮。有些人小腿肚的肌肉比較緊繃、跟腱柔軟度不足，走路的步伐像是墊腳尖小跳躍的樣子，長時間下來容易導致慢性跟腱發炎（又稱阿基里斯肌腱病變）。常見於運動選手或是男性，除了喜歡用小腿肚走路步態習慣之外，柔軟度差或是缺乏伸展導致小腿肌筋膜太緊繃，也是常見的原因。

速翻P.148〈小腿疼痛〉

05 避免意外傷害，
一定要鍛練肌力

我在門診中，遇到有些跑步愛好者，常常會發生各種急、慢性的運動傷害，其實這都是沒有衡量自身的運動能力。簡單的說，就是因為肌力不足且又逼迫自己跑太多、跑太久的緣故。運動強度突然太高或是時間突然太長，都是造成運動傷害的原因。

運動總是超過負荷，身體一定會傷痛不斷

舉例來說，最近很多跑者喜歡挑戰自己，平常習慣跑10公里的人，莫名其妙的報名了馬拉松，平常跑馬拉松的人，一被慫恿就去參加超級馬拉松，一跑就是80到100公里，而跑者通常都很有意志力，不管賽事超過自己平常能力多少，通常都能夠撐完，雖然開心的完賽，但是這樣超越負荷、跑了幾次之後的結果，就是要面對大大小小的運動傷害。因此，平常的肌力體能鍛鍊非常重要，基礎的肌力體能不好，再加上好大喜功，喜歡強迫自己過度運動，那就注定會傷痛不斷了。

我們身體的損傷，大致可以分為兩種：

❶ **累積性損傷**：有許多反覆性固定的動作，像是洗衣服、抱小孩造

成的媽媽手、飲料店店員的手腕肌腱發炎等等，這些都是平日做重複且固定動作，且因長時間累積起來的傷害。

❷ **劇烈損傷**：像是打籃球扭傷、意外傷害等。

大多數人的肌筋膜損傷都是屬於累積性損傷，通常是累積夠久才會顯現出症狀，一旦出現痠、緊、痛的症狀，就表示絕對不是一兩天的問題了，因此，如果要改善這類型的問題就需要更長的時間。

一般來說，疼痛持續了多久，大概就需要同樣長的時間來復原。然而，即使是接受適當的治療，慢性問題大多也需要三至六個月，甚至更久的時間才能康復，而且每個人修復損傷的能力都不一樣，修復能力通常與體質、年紀、精神狀態、營養狀態和接受的治療方式有關；因此，治療老人的長年宿疾、勞累工作的上班族，或者是營養不良的年輕人的累積性傷害，都是不簡單的事情。

因此，不管你目前處於何種身體狀態，也不管是急性或慢性傷害，在這裡要給大家一個很重要的觀念，那就是這些都可能與肌力不足有關係，**如果可以在症狀還沒出現之前，就堅持鍛鍊以提升整體肌力與體能，那麼很多傷害根本就不會發生**。除了提升整體肌力之外，與預防運動傷害更有關係的，可能是肌肉離心收縮的能力。

肌肉的收縮可以簡單分為兩種：向心收縮與離心收縮。簡單來說，肌肉的向心收縮就是肌肉用力且長度縮短，例如當我們拿啞鈴在手上彎曲手肘時，這個動作就是肱二頭肌向心收縮的動作。

若是手拿啞鈴從手肘彎曲到伸直，用很慢的速度將啞鈴放下時，這時候你會發現肱二頭肌會痠，這就是肱二頭肌的離心收縮，因此，離心

收縮就是指肌肉在長度拉長的同時，仍持續用力的狀態。

值得一提的是，很多運動傷害的產生，都和**肌肉離心收縮的能力不佳**有關，例如短跑選手常見的大腿後側肌肉拉傷，很多都是因為腿後肌離心收縮的力量不足導致。因為肌肉的向心收縮能力，通常代表加速的能力，主要是展現最大肌力。而肌肉的離心收縮能力，則和保護身體的能力有關。

想像一下，如果你拿一個很輕的東西在手上，你可以很輕易的將東西慢慢放下，但是，如果你拿一個很重的東西在手上時，要慢慢把東西放下來就變得困難很多，如果重量再提高，超過肱二頭肌離心收縮的力量時，此時就只能很快速砰地一聲放下手上的東西，此時就是肱二頭肌最容易拉傷的時候。

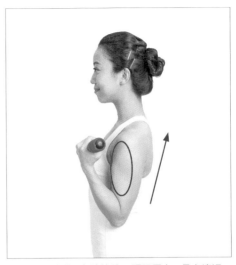

▲ 舉起啞鈴時，上臂的肱二頭肌用力，長度縮短。

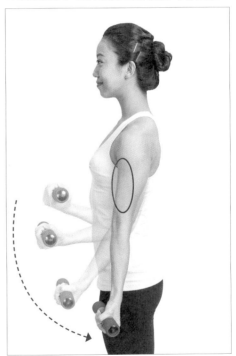

▲ 肌肉的「離心收縮」，讓你慢慢放下啞鈴時，比快速放下更費力。

事實上，在做啞鈴鍛鍊時，多數的人都只在意啞鈴的重量，卻很少人在意是否有「慢慢放下啞鈴」的能力，事實上，肌肉離心收縮的能力對於預防運動傷害更是重要。肌肉離心收縮的能力好，代表肌筋膜的柔軟度好，而且具有保護身體力量。如果健身的時候，不要只是把練大肌肉當作唯一目標，肌肉的柔軟度跟離心收縮能力，也是維持身體健康很重要的指標喔！

Part 2
鬆開肌筋膜，才能根治疼痛

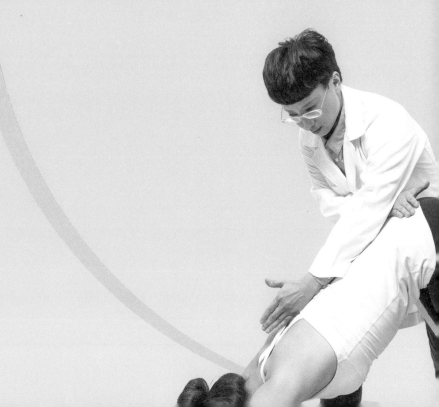

01 「頭痛醫腳，腳痛醫頭」 的原理

　　每當身體感到僵硬、疼痛時，大多數人首先想到的就是「按摩」，第二個就是「伸展」。簡單來說，當我們肩頸痠痛時，第一個反應就是用手去揉捏按壓一下痠痛的部位，如果還是覺得疼痛，接下來頭部會向左或向右擺、拉一下頸部的筋，有時候在這些自救方法之下，疼痛就真的消失了，但實際的情況通常都是疼痛只消失一下下，過了幾天相同的症狀又再次發生，為什麼會這樣呢？

◇ 久坐之後感到下背痛，應該要伸展大腿？！

　　原因很簡單，因為疼痛出現的部位，可能不是病因真正所在的位置，如果只是放鬆或者伸展這一小部分肌筋膜，當然只會緩解一部分的問題，這就是所謂的「治標不治本」。

　　先以背部的淺肌筋膜線為例，這條肌筋膜從眉毛上緣開始，繞過頭頂部和後枕部，然後一路往下經過背部、臀部、大腿與小腿後側，最後繞過腳跟、一直到達足底筋膜為止，這一整條肌筋膜路徑上的任何一個地方出現問題，都有可能會影響到這條肌筋膜的其他位置。

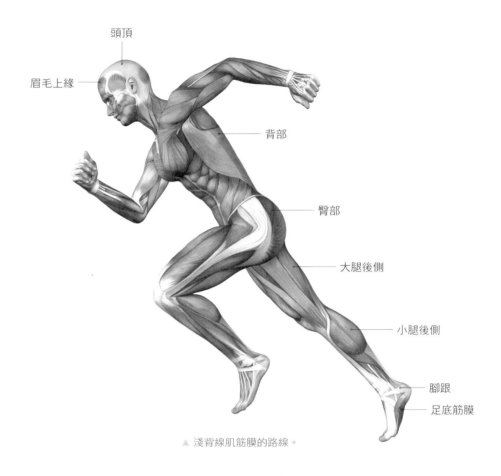

頭頂

眉毛上緣

背部

臀部

大腿後側

小腿後側

腳跟

足底筋膜

▲ 淺背線肌筋膜的路線。

　　我們可以簡單的將肌筋膜想像成一條線，如果給予線的某一段一個拉力，那麼這條線的其他地方張力也會上升，例如：頭痛可能是小腿太緊的關係，又或者是腳跟痛可能是頸部太緊的關係，**面對像這樣病因不是出於疼痛位置上的情況，要治療的就不只是局部疼痛的位置而已，應**該要治療真正病因的來源，因此頭痛的人可能需要按摩小腿，而腳跟痛的人可能需要按壓後腦勺。

再舉個例子說明，當背部不舒服的時候，你以為問題是出在背部，但其實真正的問題卻是在腿部，因為大多數坐式生活形態的人，可能除了睡覺與通勤的時間之外，一整天都是坐著居多，工作的時候坐著、回家後還是坐著看電視或者打電腦。我們坐著時，膝關節會維持彎曲的姿勢，長時間下來大腿後側的肌筋膜（腿後肌與淺背線）就會縮短，導致背部肌筋膜的張力也提高。

所以，在我的門診病患中，很多久坐的人常出現下背痠痛的問題，但即使常常去按摩下背部，也不見得緩解，就是這個原因。**如果想要治好因久坐導致的下背痠痛，同時也必須伸展腿後肌才行。**

一直以來中醫就有很多像是「頭痛醫腳，腳痛醫頭」的治療方法，雖然聽起來有點奇怪，但是肌筋膜的構造是互相串聯，就像《黃帝內經》說的：「經絡之相貫，如環無端。」一旦有了這樣的概念，就能更整體、全面地看待身體疼痛的問題，不要只是看到局部，也不要只是治療局部，應該思考整條肌筋膜，全面治療，才能徹底解決問題。

如何區別疼痛原因是肌肉、還是肌筋膜？

一壓就痛、局部腫脹，就是肌肉問題

最簡單的方式是根據疼痛的症狀，如果肌肉有明顯的壓痛或者局部腫脹，又或者隨著肌肉收縮疼痛感覺疼痛的話，那麼比較有可能是單一肌肉的問題；但如果壓痛不明顯，只是感覺某個區域有緊繃或者痠痛感，而且會不斷地想要去伸展按摩這個區域，那麼很可能就是肌筋膜的問題了。

02 肌筋膜也需要
鍛鍊、伸展、維持彈性

前面已經解釋了放鬆肌肉與肌筋膜的差別，那麼為什麼要放鬆肌筋膜呢？放鬆肌筋膜的效果比放鬆肌肉好嗎？放鬆肌筋膜有什麼特別效果？以下說明可以讓你了解放鬆肌筋膜的優點，唯有確實放鬆肌筋膜，很多慢性疼痛才能徹底根除。

刺激肌筋膜，提高身體傳達力和感受力

肌筋膜中的感覺接受器，肌肉只含有20％的感覺接收器，而其他的80％都在筋膜裡。如果可以伸展整個肌筋膜，才能刺激到身上所有的感覺接受器，效果當然比只刺激肌肉裡的感覺接受器要來得好。

肌筋膜不但可以串聯肌肉撐起身體，還可以反映身體各部位張力和壓力狀態，並且將訊息經由肌筋膜傳遞到細胞內，這些訊息甚至可以影響細胞的修復、增生或者死亡等代謝作用，然而肌肉只是負責收縮產生動作，並不負責這類訊息的傳遞。肌筋膜的功能比肌肉還要多樣化，因此，放鬆肌筋膜的效果會比放鬆肌肉更深遠廣泛。

「伸展」不只解痛，還要恢復肌筋膜的彈性

肌筋膜是會生長的組織，肌肉在規律伸展一段時間之後，肌纖維的末端會出現新的肌小節，肌肉的長度會增加，柔軟度也會增加，而筋膜也是如此，只是比肌肉生長需要更長的時間。筋膜經過適當的伸展或者訓練的刺激之後，一開始會先分解掉一點，然後再慢慢合成，過了48小時之後，筋膜的靜重量（＝新生筋膜－已分解的筋膜）就會比訓練之前更多了一些。由此可見，伸展或訓練肌筋膜會促進它的生成增長，肌筋膜會變得更強韌健壯。

年輕的肌筋膜纖維排列規則且有彈性，但是隨著年紀的增長，肌筋膜也會慢慢的老化，肌筋膜纖維的排列會漸漸變得雜亂無章且失去彈性，這樣的肌筋膜就比較脆弱，但經由伸展放鬆或訓練，肌筋膜的排列會重新變得比較有規則，彈性也會變得比較好，就不容易扭傷或拉傷。

放鬆肌筋膜的好處

❶ 延伸了肌筋膜長度，增加肌筋膜的柔軟度與關節的活動度。

❷ 肌筋膜伸展可以影響到細胞層次，可以將肌筋膜的張力與壓力狀態傳達到細胞內，還可以影響細胞的新陳代謝與內分泌。

❸ 拉筋可以加強身體的本體感覺，提升身體的預應力。

❹ 伸展放鬆與訓練肌筋膜可以讓肌筋膜強壯並且有彈性。可以減少運動傷害。

03 伸展・按摩・訓練，
完整鬆開肌筋膜

讓肌肉緩慢收縮，也是鍛鍊的方法

了解肌筋膜對人體的重要性，以及放鬆肌筋膜的許多好處之後，接下來就要說明當肌筋膜短縮、不平衡的時候，我們可以如何調整。舉例來說，就像穿在身上的衣服皺掉時，該怎麼把衣服的皺摺弄平呢？方法很簡單，一：用手拉平；二：用熨斗燙平；三：抖動身體，利用身體的動作將衣服撐開拉平，例如：挺胸、甩手或者踢腳。

對應到人體上，筋膜調整的方法有三種，第一：「伸展」，就是類似用手拉平衣服，可以拉長短縮的肌筋膜。第二：「滾筒按壓」肌肉，就像是用熨斗燙平衣服，可以撫平肌筋膜的皺摺處。第三：抖動身體，是一種自然把筋膜理平的方法，利用主動收縮肌肉、讓肌肉鼓起來，就會將肌肉外圍與裡面的肌筋膜撐開，有點像從裡面吹氣讓氣球鼓起來的感覺，這樣一來，肌筋膜也能夠得到伸展。

最廣為人知的傳統筋膜調整方法是「伸展」與「按摩」，例如筋膜伸展法或者羅夫按摩手法，除了這兩種方法，「筋膜訓練」是另一個較新的觀念，利用肌肉主動收縮（向心或者離心）調整筋膜張力。

「離心收縮」同時具有「伸展」與「強化」肌肉筋膜這兩種效果，我認為將「離心收縮」拿來應用在肌筋膜訓練是一個不錯的方式；其實，瑜伽或者皮拉提斯的訓練動作中，有很多就是利用這個訓練方式的，不僅練到肌肉、也練到筋膜，一舉兩得。而利用肌肉「伸展・收縮」的循環，也就是肌肉先預備性的往反方向伸展，然後再進行向心收縮，也是一個肌筋膜訓練的絕佳方法。

不管用什麼方法，肌筋膜是必須被伸展、放鬆與訓練的，**很多疾病其實都與肌筋膜的「短縮」、「僵硬」與「缺乏彈力」有關。例如：肩頸緊繃、下背僵硬、拉傷、扭傷**等。如果可以好好的利用「肌筋膜伸展」、「肌筋膜按摩」與「肌筋膜訓練」三種方法強化肌筋膜，就可以改善或解除這些慢性疼痛問題。

❶ 伸展：緩慢的拉開整條筋膜線

首先要提的就是肌筋膜伸展，肌筋膜伸展該怎麼做呢？要怎麼拉，才能拉到肌筋膜呢？

＊從很輕的力量開始拉

肌筋膜的伸展不是越用力越好，要拉開肌筋膜，必須要從很輕的力量開始，這樣才能在伸展的過程中感受到肌筋膜的張力，等到沒有阻抗的力量之後，再增加一點點力量，拉肌筋膜時會感覺肌筋膜是一層一層慢慢鬆開的，而且輕輕、慢慢的伸展肌筋膜，才不會導致肌肉因為疼痛而不自主的收縮反抗，這樣伸展的效果才會好。

＊伸展肌筋膜的速度必須很緩慢

　　拉筋力量增加的速度必須很緩慢，就像是要把塑膠袋給拉長一樣，必須要用很慢很慢的速度拉，塑膠袋才可以慢慢變形拉長，相反的，如果是突然用很大的力量去拉，那麼塑膠袋不但不會延伸拉長，還有可能會直接被拉破。因此，肌筋膜伸展的力量，必須要很慢很慢的增加，不可以操之過急，否則很容易造成肌筋膜損傷。

＊著重在整個肌筋膜鏈，而非單一個肌肉

　　如果你的動作就只是針對單一肌肉的伸展，那麼可以拉動的肌筋膜就相對會少很多。以淺背線的肌筋膜為例子來說，如果用坐姿、腳踝勾起來這個姿勢去伸展，那麼只會伸展到小腿後側一部分的肌筋膜，如果用是站著、膝蓋打直，加上身體往前傾的動作去伸展，那麼整個背側的小腿、大腿、臀部、背部甚至是後頸部，全部都會被伸展到。

　　因此，肌筋膜伸展的動作，如果可以針對一整個肌筋膜鏈，效果一定會比較

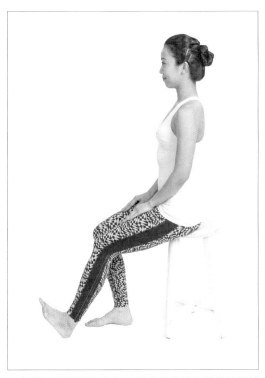

▲ 如果只是腳踝往上勾，只會帶動到小腿後的肌筋膜。

好。所以，如果可以事先了解肌筋膜的走向，就更知道如何才能伸展一整條肌筋膜。

＊伸展肌筋膜的過程，必須避免疼痛

疼痛是一個很強的訊號，在伸展過程中感到疼痛，有可能是因為力道太強，也有可能是因為肌筋膜內已經有撕裂傷，或者肌肉因為過度訓練後呈現發炎的狀態，一拉就產生疼痛加劇的感覺。不管如何，一旦疼痛加劇，就可

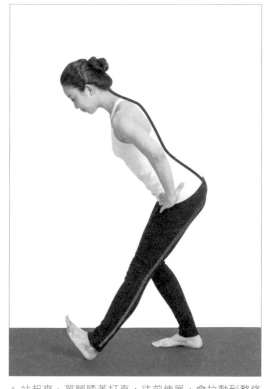

▲ 站起來、單腳膝蓋打直，往前伸展，會拉動到整條筋膜。

能會導致肌肉反射性的收縮，不但沒有放鬆、反而變得會更緊繃，也有可能會擴大肌筋膜的撕裂損傷或者發炎情況，還是要小心謹慎才是。

❷ 按摩：藉由放鬆肌肉，恢復筋膜彈力

第二種調整肌筋膜的方式就是按摩，為什麼按摩會有效果呢？

首先要介紹一個很常見的慢性疼痛問題，稱為肌筋膜疼痛症候群，好發的部位是肩頸部與下背部，大多與姿勢不良或者長時間維持同一個

姿勢有關係，會感覺到肌肉非常的緊、痠、痛，甚至會出現麻的症狀。

　　有時候可以在緊繃的肌肉裡摸到一塊很硬的小結節，甚至可能會硬的像石頭一樣，一般民眾常常稱之為氣結，西方醫學稱之為緊帶區或條索狀肌肉。這是因為當肌肉長時間持續收縮，會導致肌肉越來越緊繃，緊繃的肌束會壓迫血管，阻礙血液流通，因此這塊肌肉的血液循環就會變得越來越差，血液無法流過肌肉，就會缺乏氧氣與養分，如果肌肉缺乏氧氣與養分，就無法放鬆，無法放鬆的肌肉會更緊繃導致血液循環更差……這個惡性循環一直持續，時間一久肌肉就會硬得像石頭一樣，這就是肌筋膜疼痛症候群最主要的病理機制。

　　肌筋膜疼痛症候群因為局部肌肉長期維持在短縮的狀態，導致經過這些肌肉的肌筋膜長度跟著縮短，張力隨之提高，不僅是條索狀肌肉的區域會覺得痠痛，遠端的肌筋膜也會緊繃；這種情況可以靠局部注射肌肉放鬆劑、針灸或者按摩來解決。這其中最容易執行的就是按摩，當深壓條索狀肌肉處並且慢慢滑動的話，肌筋膜就會慢慢鬆開來，這個惡性循環就會被打破，**隨著整個筋膜的張力漸漸解除，肌筋膜也比較能恢復正常的長度並且回到正常的位置上。**

　　所以，肌筋膜按摩也是調整肌筋膜的一個很重要的方法，而按摩的手法有很多種，最有名的肌筋膜按摩是羅夫治療學派，由一位物理治療師Ida Rolf所創立的，針對不同的部位或肌肉都有特殊的按摩技巧，按摩的方式緩慢而深層，可以藉此達到深度放鬆肌筋膜的效果，其他當然還有很多肌筋膜按摩的學派，但是，本書會著重在教導讀者們如何居家自我按摩為主。

不只滾筒，拔罐、針灸也是肌筋膜按摩

❶ 滾筒筋膜按摩

當然你可以尋求專業的治療師進行肌筋膜的按摩放鬆，因為透過不同的按摩手法，可以控制力道、也能較精準的按到目標肌群，因此手法按摩的效果會比較好，但那畢竟不是隨時可得的治療方式，重點是所費不貲，因此建議你可以使用滾筒或者網球，隨時隨地都可以自我按摩。

雖然滾筒按摩的效果並不是最好的，卻是最便利也是最便宜的方式。滾筒自我按摩的方式非常簡單，只要將痠痛的肌肉壓在滾筒上面，然後前後來回滾動或左右旋轉，在感覺肌肉最痠痛的點上面停留久一點，直到痠痛感消失為止，只要不到一分鐘的時間，就會達到極佳的放鬆肌肉效果。滾筒放鬆非常容易執行，而且效果很好。

❷ 拔罐

利用滾筒來按壓肌筋膜也是最近才流行的方式，其實以前也有許多自我按摩的工具，例如高爾夫球、網球或者刮痧板器材等等。除此之外，拔罐也算是一種肌筋膜按摩的方式 ，傳統的做法是用火將玻璃杯裡面的氧氣燒光之後快速扣在皮膚上，利用杯子裡部分真空的狀態將底下的肌筋膜都吸起來。現在有直接將空氣抽出來的拔罐器具，使用方便，安全度也高。當肌筋膜被吸住、鼓起的同時，同時也被拉長鬆開，所以「拔罐」也可以算是一個不錯的肌筋膜放鬆法。

舉一個有名的例子，2016年的巴西奧運上，美國游泳選手「飛魚」菲爾普斯有一張引起熱議的照片，那就是他肩膀上有好多個紅紅圓圓的印記，原來他使用拔罐放鬆肌肉。游泳選手需要重複划手游泳的動作千千萬萬遍，導致他們的肩膀肌肉因過度使用而非常緊繃，所以需要

放鬆，而他選擇拔罐的原因，是因為他感覺拔罐能夠有效的放鬆肌筋膜。

❸ 針灸

　　除了拔罐之外，針灸也是一種很好的放鬆肌筋膜方式，只是必須要由專業的人員執行，以下簡單的介紹一下針灸放鬆肌筋膜的原理：

　　基本上可以把針灸簡單的分成兩種，第一種是傳統的針灸方式，第二種是西方醫學的針刺方式，稱為乾針。

　　傳統的針灸方式是針刺在穴道上，講究天地人三部得氣，也就是針在穴道的表層、中層和深層都得氣，而得氣的特徵就是痠麻脹或者氣在行走的感覺，中醫傳統稱之為飛經走氣。其實所謂的三部得氣，就表示針與不同深度的肌筋膜都產生了連結，此外，如果在針灸的部位在針灸完之後感到非常痠脹，通常會請病人甩一甩手或踢一踢腳，轉一轉腳踝等等，其實，這就是一個利用針灸放鬆肌筋膜後，再加上簡單的開放鏈動作，然後拉開、伸展肌筋膜的絕佳方法。

　　乾針則是直接針刺在激痛點上，並且使用快進快出的針刺手法，通常在針刺過後，條索狀的肌肉就會放鬆，接著緊繃的肌筋膜就會鬆解開。只是，缺點是快進快出的手法通常會非常的疼痛，如果肌筋膜不是異常的緊繃的話，建議可以先選擇用傳統的針灸手法去治療。

＊睡前一小時，是肌筋膜按摩的最佳時機

任何時間都可以進行肌筋膜按摩，只要按摩的前後都能補充足夠水分，讓肌筋膜可以趁按摩的時候補進缺乏的水分，那就是好的按摩。此外，如果你想要每天規律的進行肌筋膜自我按摩，**最佳的按摩時間點是每天的睡前一小時。睡前按摩有兩個好處，第一，按摩之後肌筋膜處於放鬆的狀態，而平躺又可以除去重力對肌筋膜的影響，因此睡前按摩剛好讓全身的肌筋膜有絕佳的機會可以重新調整張力。**

第二，因為睡眠是身體進行**深度修復**的時間，很多嚴重的損傷都需要品質良好且足夠的睡眠才能恢復，因此，睡前按摩可以讓肌筋膜在這個時間點放鬆，趁睡眠時修復肌肉的損傷或者筋膜的短縮變形。因此，養成每天睡前自我滾筒按摩的習慣，對全身的肌肉筋膜系統的健康是非常有幫助的。

❸ 訓練：練肌力、同時練筋膜

最廣為人知的筋膜調整方法，就是前述介紹的「肌筋膜伸展」與「肌筋膜按摩」，而第三種方法「筋膜訓練」是一個比較新穎的觀念，利用肌肉的主動收縮，調整筋膜的張力或者訓練筋膜。其實，廣義來說，伸展也算是一種肌筋膜訓練，但因為我們已經將伸展獨立出來為一類，所以這邊所指的肌筋膜訓練，就是以肌力訓練為主，而肌力訓練的方式很多種，但我在這推薦兩種非常適合肌筋膜的訓練方式，那就是「肌肉的離心收縮訓練」與「肌肉伸展收縮循環訓練」。

＊肌肉離心收縮訓練

　　「肌肉離心收縮」就是肌肉持續用力且長度慢慢拉長，這個訓練同時具有「伸展」與「強化」肌肉筋膜兩種效果，所以將「肌肉離心收縮訓練」應用在肌筋膜訓練，是個一舉兩得的方式，不僅改善了肌筋膜的柔軟度，同時也加強了肌肉力量。其實，在瑜伽或者皮拉提斯的動作中，就有很多是利用這個原理去設計的，不僅練到肌肉也練到筋膜，還能預防運動傷害，是非常好的訓練方式。

＊肌肉伸展收縮循環訓練

　　另外，利用肌肉伸展收縮循環（stretcghing shortening cycle）來訓練肌筋膜，也是一個很好的方式。伸展收縮循環就是肌肉先預備性地往反方向伸展開，然後再向心收縮收回來。例如：網球發球前，身體需要先往後仰，手臂要先極度的往上往後延伸，然後手臂再快速收回來，如果延伸的力量夠多也夠足的話，發球的速度就會提高。因此，肌肉伸展收縮循環訓練，也是一個同時訓練到肌肉與筋膜的絕佳訓練方法。

　　肌肉離心收縮或者伸展收縮循環，都是很好的肌筋膜訓練法，在接下來的章節裡會更詳細說明，但是，除了這兩種訓練方式之外，其實，任何肌力訓練都可以練到肌筋膜，不用侷限一定要用以上這兩種方法。簡單的來說，只要做肌力訓練，多少都可以訓練到肌筋膜。

為什麼按摩痛點，無法根除疼痛？

所謂的痛點，通常是肌肉過度使用而異常緊繃的點（稱為激痛點），按摩該痛點時，可以部分緩解疼痛，但是常常無法完全根除疼痛，其原因有三個：

❶ 隱藏的潛在激痛點，並沒有被放鬆

因為我們身體的激痛點通常有好幾個，當最明顯的那個激痛點被按開放鬆後，次級的激痛點就會出現，所以，當你只關注最痛的那個點，又只按摩那個點的話，接下來還是會有層出不窮的痛點一個個慢慢浮現，因此疼痛就無法根除。

❷ 肌肉痛點放鬆了，但肌筋膜仍然緊繃

我們身體會出現痛點，表示通過此點的肌筋膜具有異常張力，因此如果只是按摩痛點，忽略了整條筋膜線上的其他部分，疼痛當然會持續。

❸ 產生激痛點的病因，沒有被消除

身體會產生激痛點，通常是來自於長時間的姿勢異常，例如：上班族彎腰駝背久坐打電腦，或者是反覆做同一個動作，例如：棒球員一直重複往同方向的揮棒動作、廚師一直拿著鍋子炒菜的動作等等，這些都是造成疼痛的原因。如果只忙著按摩疼痛的部位，而不改善姿勢或者減少肌肉的使用頻率，那麼疼痛就只會暫時緩解，之後還是會一直反覆出現。

所以，如果要徹底地改善疼痛，就必須要用整體的角度去看，不只是要放鬆最明顯的激痛點，整條肌筋膜線都需要被放鬆，可以按摩的地方就按摩，可以伸展的地方就伸展，如果可以按摩加上伸展，效果會更好，最後再找出疼痛的最根本病因，針對病因來改善，疼痛就不容易復發了。

04 真正的疼痛原因，
來自身體其他部位

　　當感到疼痛、痠痛、某些身體部位覺得麻、緊、卡的時候，我們通常會選擇按摩痠痛點，或是去做SPA、全身按摩，但為什麼只過了一、兩周，惱人的疼痛又再次找上門呢？

　　肌筋膜的訓練原理，是基於找出疼痛的真正病因，也就是不能只看產生痛點的部位，必須全面檢視通過疼痛部位的筋膜線上，究竟是哪個地方出問題。以下舉出五種常見疼痛，真正的病因部位來自你意想不到的地方！

除了久站，久坐也會足底肌筋膜炎

　　久坐時，膝蓋長時間處於彎曲的姿勢，因此大腿後側的肌肉縮短，也就是淺背線會縮短、且張力會升高，淺背線連結到足底筋膜，因此足底筋膜的張力也會隨之升高，而日復一日的久坐，足底筋膜就會慢慢地發炎，因此，根據肌筋膜的理論，就算你不是久站的人，久坐也會導致足底筋膜炎。

　　其實，除了久坐之外，跑者也是容易發生足底筋膜炎的族群，因為

跑步的人使用很多小腿肚肌肉的力量，如果沒有常常拉筋伸展，淺背線的肌筋膜就會慢慢縮短，而且跑步會一直撞擊腳跟，更是提高了足底筋膜炎發生的危險性。因此，不只久站，其實久坐和跑步的人，都是罹患足底筋膜炎的高危險群。

緩解膝蓋前方痛，需要鍛鍊屁股肌肉

我們在站立或跑步時，穩定髖關節的肌肉若是無力，骨盆左右晃動的幅度就會變大，也會增加膝蓋負擔，簡單來說，就像上樑不正下樑歪一樣。若能強化髖關節的穩定肌群，也就是加強屁股（臀部）肌肉的力

幫助肌筋膜放鬆並生長的伸展和按摩

筋膜受傷時比肌肉受傷恢復來得慢，肌肉受傷恢復快，是因為肌肉裡面有許多微血管，所以肌肉的血液循環非常良好，血液裡有負責修復的細胞，血液循環良好、才能帶來很多修復細胞，一旦肌肉受傷，大多都能很快長好。

相對的，從筋膜組織結構的白色外觀，就知道它的血液循環很差，因此修復能力也很差，一旦受傷修復速度很慢、而且不容易完全修復好，有些甚至需要借助復健儀器，例如：超音波、低能量雷射的刺激。因此，幫助筋膜提升修復能力的方式來治療，除了透過儀器之外，我們自己可以靠按摩和伸展來刺激筋膜生長，如此也能幫助纖維細胞排列更整齊，而整齊的纖維組織具有韌性，肌筋膜也才算是修復完成。

量，膝關節的負擔就會減小，也就不容易疼痛發炎。以上不是推論，都是已經經過研究證實，包括退化性膝關節炎與髕骨股骨疼痛症候群。

根據一篇2016年發表的研究，發現退化性膝關節炎患者，有明顯的髖外展肌無力現象，負責髖外展的肌肉就是臀中肌，也就是說，退化性膝關節炎患者的臀中肌力量，比一般人還要差，這就證實了臀部肌肉力量與膝關節病變的確有關係。

另外一個實證就是髕骨股骨疼痛症候群（膝蓋前方痛），以往認為這個疾病的病因是股四頭肌（大腿前面的大肌肉）的內側肌力比外側的力量還要小，所以，一般復健訓練方式都是強調要訓練股內側肌的力量，但是，有一部分的病人即使強化股內側肌之後，疼痛仍然沒有消失，後來才有研究發現，如果可以加入臀中肌的訓練，那麼幾乎百分之百可以改善髕骨和股骨的疼痛，這又再次證明了臀部肌肉與膝關節疼痛的關聯性。

從以上這兩個例子跟肌筋膜有什麼關聯？**臀部肌肉和膝關節中間的聯繫，其實就是肌筋膜**，有很多條肌筋膜同時通過臀部肌肉與膝關節，例如：淺背線、側線、螺旋線與功能線，臀部與膝關節之間就是靠著這些肌筋膜互相聯繫，因此彼此會互相支撐，有問題的時候當然也會互相影響。

除了這兩個例子，還有其他臀部與膝關節間的聯繫關係，例如：側線通過臀大肌與髂脛束（大腿外側肌肉），而髂脛束會延伸到膝關節外側，若太緊繃的時候會造成膝蓋外側疼痛，造成髂脛束摩擦症候群。又如：功能線會通過臀大肌與股二頭肌，最後走到髕股肌腱，因此臀大肌

無力時，就容易發生髕股肌腱炎，很多需要跳躍的運動員都會有這個問題，像是籃球、排球和羽毛球等。

以上這些例子都說明了肌筋膜串聯肌肉關節，就像我們前面所說的，**肌筋膜線的每個部位皆會互相影響，而發生疼痛的位置不一定就是導致疼痛的原因。**就膝關節的問題來說，除了股四頭肌（大腿肌肉）的訓練之外，強烈建議大家將臀部的肌肉鍛鍊加入訓練當中，這樣訓練的效果才會好。

至於其他的疼痛問題，也必須從肌筋膜的角度切入去剖析，找出整體肌筋膜鏈上的問題關鍵，如果是太緊繃，就利用拉筋或按摩方法改善；如果是太無力，就利用肌力訓練的方法改善。如果每種疼痛問題都可以像這樣全面地去思考與擬定治療方式，那麼慢性疼痛的問題肯定會減少很多。

鍛鍊臀部肌肉，減少跟腱疼痛

臀部肌肉比較無力的人，跟腱（阿基里斯腱）也比較容易發炎，因為大部分的人臀部肌肉都軟弱無力，這可能和多數人久坐臀部肌肉很少用到力有關。我們坐著時，臀部肌肉是平扁拉長的，所以多數人的屁股都是下垂、扁平居多，像這種臀部肌肉無力的情況，又稱為臀肌失憶症，就是指臀部肌肉忘記何時該用力，該如何用力，或是想用力時卻沒有足夠的力氣。

有一篇研究可以證實臀部肌肉與跟腱的關係，受試者是有跟腱病變的跑者與健康跑者兩組，比較這兩組跑者在跑步的過程中，臀大肌與

臀中肌收縮用力的情況，結果發現有跟腱病變的跑者，他們的臀中肌與臀大肌的啟動較慢，而且總收縮時間比較短，簡單來說，跟腱有問題的人、臀部比較懶惰，該工作的時候不僅比較慢開始收縮，而且還比較早停止收縮。

而這又與肌筋膜有什麼關係呢？**淺背線的肌筋膜剛好可以解釋臀部與跟腱之間的關係**，因為淺背線通過這兩個部位，將這兩個部位連結起來，如果臀部肌肉無力而且比較晚開始收縮，肌筋膜的預應力就會不足，理論上跑步時產生的地面反作用力會被整個淺背線肌筋膜吸收掉，但是如果臀部反應遲鈍，結果就是跟腱必須代替整條筋膜去吸收所有的震動，最後當然就會造成跟腱發炎，這就是一個身體部位之間依靠肌筋膜連結與互相支持的證據。

動動眼部肌肉，竟可以緩解脖子痠痛

在門診中不難發現，有些三十幾歲的上班族，頸椎居然提早退化成五、六十歲老人的樣子，這些人的共同特質就是「忍痛力非常高」，或是常常不舒服就去給人按摩，等痛到無法忍受的時候才來求診，而當看到自己 X 光片的那一刻，連患者自己覺得誇張不敢相信。

不管你的年齡多大，你一定曾經有過頸部僵硬疼痛的經驗。頸部疼痛在現代社會中非常普遍，根據研究統計指出，頸部疼痛的年盛行率高達30％，也就是說，每年約每三個人中，就有一人有頸部疼痛的困擾，其中大部分的急性頸部疼痛會痊癒，但是有接近50％頸部疼痛的人，會持續疼痛或不斷復發，因此，頸部疼痛已高居導致失能原因中的

第四名。

　　治療頸部疼痛有很多的好方法，包括藥物、物理治療、整脊或開刀等等，但是，預防勝於治療，千萬不要忽視頸部僵硬疼痛這件事，最後累積成慢性發炎、累積成關節變形，甚至出現骨刺等嚴重退化的病變。其實，有很多運動可以阻止頸部疼痛的惡化。

＊脖子和眼睛的互相協調作用

　　我們先了解一個概念，那就是眼球的轉動與頸部深層肌肉的活動是有關聯的，所以，當你轉動眼球的時候，頸部肌肉也會隨著動作。我們可以做個簡單的實驗來證實，請將你的手指輕輕放在後頸部，靠近頸部與頭部交界處（大約是中醫風池穴位置），以頭部不動的原則下，慢慢地左右或上下轉動眼球，此時，你的手指可以感覺到頸部深層肌肉會隨著眼球的轉動而收縮。

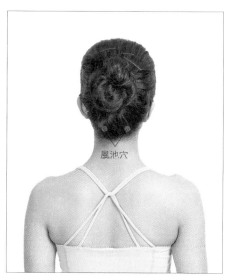

▲ 手指按壓在風池穴的位置，轉動眼珠，會感
受到頸部肌肉隨之收縮。

現在的上班族整天注視著電腦螢幕或桌上文件，下班後又一直盯著手機螢幕，一整天下來眼球活動的範圍非常侷限，相對的頸部深層肌肉的活動也非常少，隨之而來的就是頸部肌肉的僵硬。一般人頸部不舒服，會直接轉轉脖子放鬆，但是轉動脖子是伸展頸部大肌肉，而轉動眼球，是放鬆頸部深層小肌肉，才能真正有效減緩痠痛。

　　如果能夠利用上述眼球肌肉帶動頸部肌肉的概念，只要盡可能大範圍的活動眼球，就可以讓頸部肌肉跟著活動起來，進而減少頸部肌肉僵硬緊繃，甚至還能讓頸部關節微微地動起來，減少頸部小關節卡住的狀況，這樣一來就可以減少頸部疼痛的發生率。

＊轉動眼肌肉，拯救僵硬脖子

　　關於動眼肌肉運動的方法很多，如果目標只是要活動頸部肌肉，達到放鬆頸部效果的話，可以將這個運動簡化如下：

　　❶ **放鬆眼睛肌肉，欣賞遠方物體。**看窗外最遠的建築物及天際線。

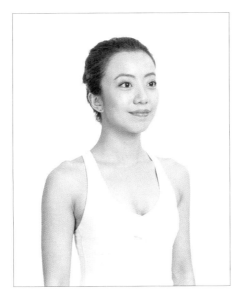

◀ 看向遠方建築物或天際線。

眼球掃視整個視野的極限，脖子不動。例如視線從辦公室的最左邊掃視到最右邊，或是將視線放在遠方的天空上，轉動眼球、寫一個很大的米字也可以。

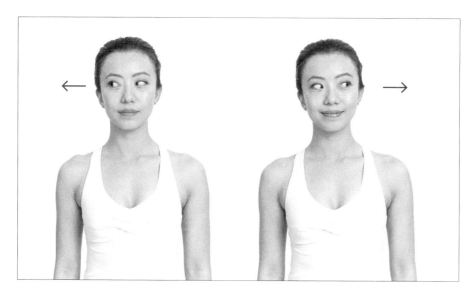

▲ 眼珠由左而右移動，脖子不動。

◎ 視線維持注視前方不動，脖子往左和往右轉到極限。

　　上述這些方法都非常簡單，找出空檔、常常鍛鍊眼睛，讓視線暫時離開面前的文件、電腦螢幕和手機。例如在坐捷運上下班途中、上廁所或吃飯空檔等。只要多做轉動眼睛的運動，相信一定可以改善脖子僵硬的問題。

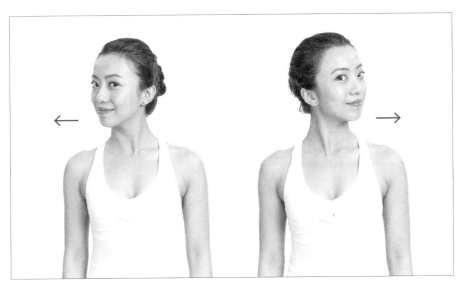

▲ 脖子轉動，視線（眼珠）不動。

如何知道臀肌夠力？不夠力？

　　一個基本的瑜珈動作「橋式」，除了可以有效鍛鍊臀部肌群之外，在做橋式的過程中，也可以發現你的臀部肌肉是不是需要多加鍛鍊。

● 提醒：

收縮臀肌用力夾緊，屁股才會提高，如果做這個動作感到吃力時，就表示你的臀部肌力很差。

● 腰痠：

如果做這個動作時，只是感到腰痠，表示你都在用腰部力量將身體往上推，而沒有使用到臀部的力量，可能就是因為你的屁股不會用力。

● 小腿抽筋：

如果做橋式時小腿會抽筋，有可能是因為小腿踩的地方離軀幹太遠，也有可能表示你都是靠小腿力量支撐身體往上，而不是使用臀部或大腿後側的力量，也可能是臀部肌肉不會用力的表現。

● 正確姿勢及次數：

當你做橋式時，會感到臀部肌肉及大腿後側肌肉有點痠，才是正確的。但先別太開心，這只代表你的臀部肌肉會正常出力而已。如果做了幾下就感覺臀部肌肉非常痠，而無法繼續做的話，那就表示你的臀部肌肉力量還是不合格。一般來說，普通人橋式至少要能夠做到20次才算合格。

• 「橋式」的驚人提臀效果

動作

1 平躺地上，眼睛看天花板，雙手平放身體兩側。

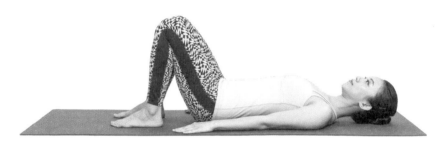

2 雙腳張開與肩同寬。雙腳彎曲，
腳後跟盡量靠近臀部。

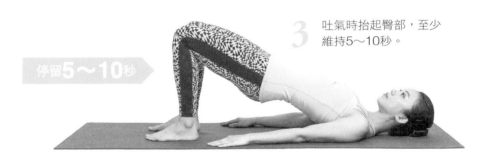

3 吐氣時抬起臀部，至少
維持5～10秒。

停留**5～10**秒

4 將臀部緩緩放下，重複20次。

▲ 正常的臀肌力，應該要能支撐身體做完20次橋式。

頸椎太直不是病，痛起來要人命！

頸部疼痛的問題越來越困擾現代人，很多人年紀輕輕，頸部就已經出現問題，輕微的可能只是頸椎排列太直，缺乏自然微微前凸的幅度；嚴重的可能不到三十歲就已經長出骨刺。

導致現代年輕人頸椎問題的主因，不是自然的老化，而是姿勢不良，尤其是人們依賴電腦或手機的時間越來越多，不管是工作或者休閒都離不開這些電子產品，用電腦的時候頭往前伸，用手機的時候低頭，這樣長時間累積下來，頸椎要不脫離正軌都難！

在2016年有一篇文章*探討了喪失頸椎自然前凸的排列，是否與頸部肌肉力量有關係。作者找來32位喪失頸部自然前凸的人，並測量其頸部後伸（向後抬頭的力量）、屈曲（向前點頭的力量）和肌肉力量的比例，結果顯示這些失去頸部自然前凸曲線的人，頸部後伸與屈曲力量的比例，明顯地比頸椎曲線正常的人小，也就是說，後伸頸椎的力量可能與頸椎排列太直有關係。

因此，根據這個研究的發現，臨床上頸椎排列太直的患者，都可以給予頸部後伸肌肉力量的訓練。

＊四足跪姿訓練頸椎背伸肌力

很多人常問我，該如何訓練頸椎背伸的肌力？簡單的做法就是「四足跪姿」。

※「Decreased neck muscle strength in patients with the loss of cervicall ordosis.」

【動作】

　　跪姿、雙手平放地板，頸部要有「抵抗地心引力」的感覺，維持與軀幹同一高度，感受頸部背部的肌肉收縮、頸部拉長，頭不要掉下去。

【進階挑戰】

　　根據上面的動作，加入頸部緩緩左右旋轉的動作。如果要做到正確的頭部延伸且有控制的緩慢旋轉，建議可以在頭與牆之間加入一個小球，因為頸部必須延伸、頭頂才能頂住球，而且球的旋轉必須要緩慢，才不會掉下來。

　　當可以將這個動作做到好，而且球不會掉

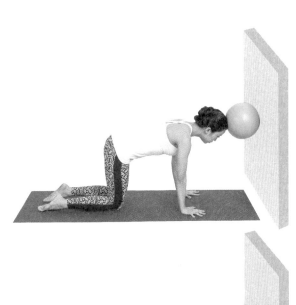

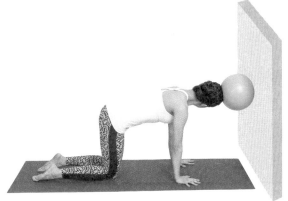

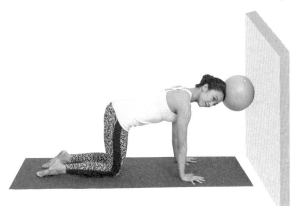

▲ 緩慢的旋轉頸部、注意不要讓球掉下。

下來，代表確實有效訓練頸部背伸與旋轉的肌肉，也可以在站立的姿勢下，進行這個頸部延伸下巴微收且緩慢左右旋轉的頭部肌力訓練，但效果比跪姿稍差。

其實，這篇研究裡只有提到要練習頸部背伸的肌力，為什麼還要加入旋轉的動作呢？頸部是淺背線的一部分，而頸部是整個脊椎的開頭，頸椎向上會與眼球動作相關聯，向下可以控制整個脊椎，因此頸部肌肉中含有的感覺接受器是最多的，並且負責協調眼球轉動與脊柱動作，這工作其實非常繁重。

所以，如果這些肌肉力量不足，根本沒辦法負擔這麼大的工作量，而這些頸部肌肉中最關鍵的就是枕骨下肌群，包含頭後大、小直肌與頭上、下斜肌。頭下斜肌是讓頭部旋轉最深最小的肌肉，頭後大直肌則可以讓頭部向後伸展，這兩條肌肉剛好可以藉由上述的動作訓練到。

為什麼舊傷總是纏著我？

　　有些人在運動傷害之後，不管休息或者治療了多久，還是會不停的抱怨舊傷的地方一直反覆受傷，這是為什麼呢？

　　曾經有一位籃球選手打球時扭傷膝蓋，經醫師診斷為膝蓋的內側韌帶拉傷，有輕微的韌帶撕裂及發炎現象，病人自行休息和簡單的治療六周之後，日常生活中已經不會感覺膝蓋疼痛，再次回到門診複檢，經過超音波檢查，確定膝蓋的內側韌帶已經完全長好了，但是選手反映在跑步或者跳躍的時候還是怪怪的，經過觀察發現受傷膝蓋的大腿肌肉，比沒受傷的腳稍微萎縮一點點，接下來請這位選手做單膝穩定測試及單腳的跳躍測試都不及格。

● 不痛了，就是傷癒嗎？

　　如果這時選手冒然地回到場上奔馳，我想馬上就會再一次扭傷同一邊膝蓋，如果一再反覆這樣的情況，膝傷就會變成舊傷了，而舊傷會一直發作、永遠都不會好。因為受傷的是「關節周邊的韌帶」，而關節韌帶很重要，它的任務除了穩定關節，還提供很重要的訊息，給予大腦去感知膝關節的位置及角度，一旦受傷後即使韌帶看起來已經長好了，但是它的功能卻不一定恢復了。所以早期治療的主要目標是，讓韌帶組織的纖維接好、長好，就可以應付基本的日常生活動作，但如果還想要回到球場上，最重要的是重建受傷韌帶的「功能」。

　　就像是帶兵打仗一樣，假設折損了一百個「兵」，你不能只補進一百個「老百姓」，一定還要教育這些替補的人該做什麼工作，訓練這些替補的人如何優秀的達成任務，這些人才能夠成為可用且精良的「兵」。

● 讓肌力恢復，也是復元的重要一環

　　另外一點是，在休息等待韌帶復原的這段時間，受傷膝蓋那邊的腿部肌肉或多或少都會有萎縮的情況，因此協助膝關節穩定的肌群力量會減弱，如果此時開始劇烈運動，韌帶就少了強壯有力的穩定肌群保護，會承受比受傷前更大的拉扯力，因此再次拉傷撕裂的危險性就更加提高了。所以，協助膝關節穩定的肌群力量就像「援兵」，若在敵軍環伺的狀況之下，如果少了援兵相助，也是沒用的。

　　因此，運動傷害後的復健，絕對不能只是針對韌帶的組織本身，功能性復健是讓大家能夠再重回場上運動的最關鍵部分，這包括了韌帶本身功能和相關穩定肌群功能的復健，同時也必須將不同運動項目所需要的動作特質也一併考慮進去，這樣設計出來的復健計畫，才能算是一個完整的復健計畫，也才能成功幫助常運動的人，避免出現舊傷一再重演的噩夢。所以，正視自己的運動傷害，有恆心並確實地執行一個正確且循序漸進的復健計畫，舊傷就不會一直纏著你了。

Part 3
解讀身體的
疼痛訊息

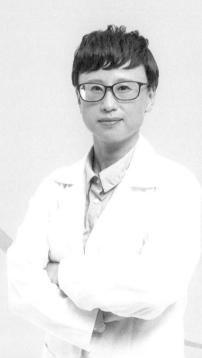

01 暖身、冷熱敷、用藥——
疼痛觀念大解析

過去很多人認為止痛藥能止痛，但其實還可能有潛在副作用，因此對於疼痛，也有些人能忍則忍，拖到最後身體受不了才去求醫治療，可以想見的是，往往治療時程得花上更久更漫長的療程，其實都是得不償失啊！

◇ 口服消炎藥，害你舊傷好不了

這裡要和大家說明一下，像普拿疼這類的藥只是止痛藥、並沒有消炎成分，我在這邊提的消炎止痛藥不是普拿疼，也不是殺細菌的抗生素，而是非類固醇類的消炎止痛藥（簡稱NSAID）。

一般來說有口服和貼布兩種，口服的需要醫師處方，而貼布形態的通常在藥局就可以自行購買，這類藥物是經由腎臟代謝的，**而長期服用這類藥物最大的副作用就是胃潰瘍或者影響腎臟功能**，但如果你以為口服的比較危險，貼布比較安全，那也是錯誤的觀念，因為即使貼布是經由皮膚吸收，過量也是有風險，一樣也是會導致腎臟負荷不了。曾經就有運動選手因為全身肌肉痠痛，而一次貼很多消炎藥布在身上，最後導

致腎臟功能受損。因此，任何型態的消炎止痛藥都是不能濫用的。

　　至於口服的非類固醇消炎止痛藥，正確的使用方式是剛受傷時就要服用，例如挫傷、扭傷、拉傷、急性肌腱發炎等，一開始會出現比較嚴重的發炎反應，如果造成明顯的腫脹和疼痛，建議可以服用非類固醇類的消炎止痛藥來抑制發炎且減輕疼痛，**但最好是受傷後的三天之內服用就好**，不建議持續服用超過一週。

　　因為發炎不一定是壞事，剛受傷時的嚴重發炎，雖然會導致腫脹和疼痛，但是發炎機制其實也是身體修復過程的一種正常過程，發炎機制負責移除死亡的細胞、修復受傷的細胞或新生細胞，因此，**發炎機制對身體損傷的修復其實是好的**。

　　然而，很多人都不知道：**非類固醇類的消炎止痛藥，會抑制發炎機制，所以另一個副作用就是會干擾細胞修復**，服用過多就是過度抑制發炎反應也就等於抑制了修復反應，導致身體修復速度變慢，受傷的組織無法好好癒合，結果就是損傷部位只是部分修好，身體的修復細胞就停止工作了。

　　你可以想像一下，受傷的組織就像是被大水沖斷的橋樑，修復到一半的組織就像是搭了個臨時橋樑讓車輛可以勉強通過而已，然而臨時橋樑根本就經不起考驗，根本不需要等颱風來臨或者大雨沖刷，就算是正常的水流量，也可以沖毀臨時橋樑。對應到人體身上，這就是為什麼很多人常常受傷後總是好不了，舊傷會一直反覆發作的原因之一，這就是大家常忽略的非類固醇類的消炎止痛藥的潛在副作用。

動前熱身、動後伸展，真的能避免運動傷害嗎？

在運動之前做靜態拉筋，會導致肌肉力量降低和運動表現變差，所以，現在的觀念是運動之前做動態拉筋，而運動之後做靜態拉筋。所謂「動態拉筋」就是將拉筋融入持續的動作中，動作連貫沒有靜止的時間，主要目的是讓身體熱起來，肌肉與關節稍微伸展活動一下，做好準備以利進行接下來進行的運動。而「靜態拉筋」，就是維持拉筋的動作，且靜止的時間比較長，通常會建議一次20秒以上，一個部位需累積拉超過一分鐘，目的是讓運動後緊張僵硬的肌肉肌腱可以伸展放鬆，關節活動度可以恢復正常。

這個觀念大致上是對的，但還是必須依照運動的形態來考量，以下有兩種關於靜態伸展拉筋的情況，需要特別注意：

❶ 運動前的伸展，不要超過30秒

如果你的運動需要很大的力量與很好的柔軟度，那麼你可能需要在運動之前進行靜態伸展，例如武術、跆拳道或者芭蕾舞等。但是，這種情況之下，靜態拉筋的建議時間是15～20秒即可，如果感覺還不夠柔軟的話，可以延長到30秒就已經非常足夠，但如果超過45秒，就會影響最大肌力。

此外，運動前如果要做靜態拉筋的話必須先暖身，肌肉熱起來之後才能做靜態拉筋，且拉完之後建議要收縮一下剛剛被伸展開的肌肉。

❷ 劇烈運動後，不要立刻伸展

劇烈運動或者高強度的肌力訓練之後，肌肉會有發炎的現象，因此

不要立即拉筋，此外，也不要對遲發性肌肉痠痛的部位進行高強度的拉筋，以上是運動後不適合靜態拉筋的特殊情況。

扭到腳了，要冰敷？還是熱敷？

一般身體組織受傷時，前二到三天會建議先冰敷處理，第四～六天期間可以做冰熱交替敷，例如冰敷2～5分鐘再熱敷2～5分鐘，交替三至五次，七天後可以使用熱敷方式。這只是一般的原則，還是要依情況來判斷，例如：已經是腳踝扭傷一周之後了，但是你因為走路過多腳踝又稍微腫起來，這個時候還是要先冰敷，如果冰敷之後腫脹消失了，才能回到熱敷。

簡單來說，如果受傷的地方會腫脹疼痛時建議使用冰敷，如果呈現痠痛和緊繃時就使用熱敷，或是新傷或急性期使用冰敷，舊傷或慢性期使用熱敷，所以還是要依個人情況做適當調整即可。像是患有肌筋膜疼痛症候群的人，都是因長期肌肉收縮累積而成，屬於慢性問題，因此就會採用熱敷居多。

02 透視疼痛種類，選對解痛方式

　　前面提到各種關於疼痛的處理方式，和身體在面對疼痛時的反應息息相關；而我們該如何判斷身體的疼痛，是因為肌肉發炎、筋膜緊繃或是神經被壓迫呢？不管是前往醫院、由專業的醫師確診後，定期進行整復復健的療程，或是在家以道具和徒手伸展、按壓、訓練，一定要依據不同的疼痛來源，選擇合適的治療方式。

肌筋膜緊繃、肌腱發炎還是神經壓迫？

　　肌腱炎通常有相關的受傷病史，例如：運動傷害、拉傷扭傷等等，疼痛的位置主要在肌腱上，疼痛時可能會放射到一整條肌肉，但通常不會跨越其他肌肉，而且肌肉主動收縮的時候疼痛會加重，因此運動後疼痛會加重，嚴重的時候會伴隨肌腱腫脹或發熱；肌筋膜疼痛的患者，通常說不出一個受傷的機制，只是覺得莫名的很緊繃痠痛，疼痛的位置通常是一整片區域，會跨越多條肌肉，通常運動之後疼痛感會降低，大多不會有腫脹或發熱的現象。

　　神經根疼痛是因為神經根被骨刺或突出的椎間盤壓迫而產生疼痛，

常常會伴隨痠麻電刺感，不同神經根掌管不同的區域，因此，神經根疼痛的特色就是哪一節神經根壓到，就痛在哪個區域。某些加重神經根壓迫的動作，會讓疼痛突然變得很明顯，例如：頸部神經根壓迫，通常抬頭或者頭倒向某一邊會出現麻電感。肌筋膜疼痛嚴重的時候，也有可能會出現麻麻的感覺，但比較不會出現電刺感，疼痛的區域也不會依據神經節段來分布，而且疼痛通常不會因為某個動作而突然變得非常明顯，大多只是覺得變得更緊繃而已。

如何區分三種不同的疼痛？

疼痛種類	疼痛部位	疼痛感覺	備註
肌筋膜緊繃	身體的一整片區域	莫名緊繃、痠痛	運動後可改善
肌腱發炎	局部肌腱或整塊肌肉	用力時會痛，腫脹	運動後加重
神經壓迫	根據哪一節神經根被壓迫決定	痠麻，電擊刺痛感	壓迫到神經的動作，會更痛

整復時聽到「啪啪」聲，才是內行的師傅嗎？

　　整復可以簡單分成兩種，一種是骨骼系統，也就是中醫所說的「正骨」概念，另外一種是肌肉筋膜系統，也就是所謂的「理筋」概念。

　　其實這兩種方式是不衝突的，而且必須要互相協調效果才會好。前面說過，骨骼是支架，肌筋膜是撐起這個支架的力量來源，如果只有正骨，也就是說只有把骨骼放到正確位置上，肌肉筋膜的張力還是不對的話，那麼不對的張力還是會把骨骼慢慢拉回到不對的位置上，疼痛的復發只是時間快慢的問題而已。反過來說，若是只是將肌筋膜放鬆，將肌

筋膜的張力調整回來，但是骨骼的位置還是不對的話，關節還是卡住的話，那麼久而久之，肌筋膜的張力還是會回到原本錯誤的狀態。

因此，兩種治療方式都有其重要性，兩者必須互相配合，疼痛才會痊癒。當然，有些情況可以理筋為主，將肌筋膜張力調整好，利用肌筋膜張力去把骨骼帶到正確位置上；有些情況是以正骨為主，讓肌筋膜去順著骨骼的架構，自己慢慢鬆開。而本書著重在肌筋膜的放鬆、也就是以理筋為主，以理筋讓骨骼歸位，以理筋緩解肌筋膜的疼痛問題。至於骨骼架構問題很嚴重的人，可能就無法單純用本書的方法來治療，需要尋求專業的醫師或治療師處理骨骼關節的問題。

至於，整復時是不是一定要出現啪啪聲才會有效，答案當然是否定的，因為如果是選擇肌筋膜的整復方式，那麼就不會出現啪啪聲，而正骨的處理方式，雖然有些會出現啪啪聲，但也不一定表示有啪啪聲就是有效果，啪啪聲與療效是無關的。

放鬆、解痛、暖身——滾筒的驚人多功用

經過長時間的訓練或者激烈比賽之後，很容易造成肌肉過度緊繃的問題，因此，運動按摩對於各種運動項目來說，都是非常重要的疲勞恢復方式，尤其是職業選手，及時的按摩放鬆絕對是不可或缺的保養方式。舉例來說，國際網球協會都會規定職業網球賽事一定要有駐場的運動按摩師，可以隨時提供選手在賽前熱身或者賽後放鬆的按摩需求，以保護選手的身體，延長職業生命。

然而，對於一般運動愛好人士來說，不太可能在每次運動之後都能

夠有專業的治療師或按摩師，況且給人按摩其實還蠻傷荷包的，因此有個超棒的工具因應而生，堪稱為運動按摩界不求人的自我按摩神器——「滾筒」。

相信很多人都已經聽說過滾筒，甚至曾經使用過這個工具，滾筒的操作方法很簡單，只要將身體需要按摩的部位放在滾筒上壓來滾去，利用身體的重量將緊繃的肌肉壓鬆即可。然而，除了滾的時候感覺「好痠、好痛」之外，滾完後我們的身體到底發生了什麼變化呢？有滾、沒滾，到底有沒有差別呢？

增加關節柔軟度的效果

絕大多數的研究都發現，使用滾筒可以短暫的增加柔軟度，效果約可達10分鐘。然而，滾筒是否能夠長時間的增加柔軟度呢？雖然這方面的研究比較少，但結論大多還是傾向正面的，有研究顯示使用滾筒可增加柔軟度約兩周的時間，甚至有研究指出，使用滾筒放鬆，對於關節活動度的增加程度，與傳統的本體感覺神經肌肉伸展技術（PNF）非常接近。但是，目前還不知道使用滾筒時間長短與增加柔軟度的程度有沒有比例關係。

在運動前執行，不影響運動表現

運動前使用滾筒，並不會對運動表現有負面的影響。這個發現其實非常實用且重要，因為許多運動項目都需要有良好的關節柔軟度，但是運動前做靜態伸展，卻會對運動表現有負面的影響，因此目前的觀念是「運動前，不要做靜態伸展，改做動態伸展」，然而，如果滾筒具有增

加柔軟度的作用，並且不會影響運動表現的話，那麼滾筒也就跟動態伸展一樣，可以在運動前執行。

❸ 減少遲發性肌肉痠痛的作用

運動太激烈之後，因肌肉發炎而產生的疼痛，稱為「遲發性肌肉痠痛」，通常會在運動後48小時，痛感才會突然變得很強烈，如果使用滾筒自我放鬆，可以減少遲發性肌肉痠痛的發生機率，也可以減少疼痛的程度，並且提高疼痛的耐受度。

❹ 對疲勞恢復有正面效果

目前對於滾動是否能有效疲勞恢復研究還非常少，有研究已發現滾筒有增加副交感神經活性，減少交感神經活性的作用，對於疲勞的恢復可能具有正面的效果。

簡單來說，滾筒最顯著的作用是增加柔軟度，或者是增加關節活動度，其次就是對於運動後的痠痛和疲勞有改善的效果，歸納以上研究結果，可以得出兩個結論：第一、運動前可以使用滾筒，增加關節活動角度，並且不會影響運動表現。

第二、運動後可以使用滾筒可以增加肌肉的柔軟度，並且減少痠痛，有利於疲勞恢復。

醫師來解答：滾筒按摩的正確使用方法

使用滾筒按摩，可以沿著肌筋膜的路徑去按壓（請見下一章的身體六大筋膜線介紹），走向則不一定，必須要看肌筋膜緊縮的方向來決定。不過，**最安全的做法就是來回按壓**，因為往單一方向的按壓，很容

易將組織液通通往某一端堆積過去，反而會造成組織液分布不均，甚至會造成肢體腫脹僵硬的現象。

滾筒按壓時，若覺得某個點特別痠痛或緊繃，就稍作停留數秒再移到下一個位置，或者肌肉在滾筒上橫向的滾動，又或者是肌肉壓在滾筒上，然後遠端的關節主動做一些動作去帶動壓在滾筒上的肌肉，這些都是加強滾筒按摩效果的小技巧。

至於滾筒表面凹凸過多是不是就比較好？其實，**表面凹凸太過的滾筒，有時候反而容易導致筋膜受傷**，或者肌筋膜內的水分堆積，無法順暢地流動，此外，凹凸的表面壓起來特別疼痛，有時候反而會因為太痛，導致肌肉緊張無法放鬆，如果沒有特殊情況，還是建議滾筒的表面凹凸適當即可。

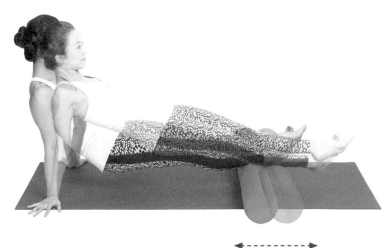

▲ 在痠痛部位來回滾動。

除了滾筒之外，臀部、足底、胸肌、肩膀、小腿、脊椎等部位，非常適合用網球來放鬆（脊椎部位需要使兩顆球綁在一起，像是花生的造型，才能滾到脊椎兩側）。

滾筒、網球等放鬆道具，你用對了嗎？

我在門診上常發現足底筋膜炎的患者，有誤用網球按摩的問題。

足底筋膜炎的肌筋膜是延伸到腳跟，而病患通常也是痛在腳跟，但回家自行踩網球復健時，卻是踩在最痛的點——腳跟上，但痛點通常是不能一直去刺激，**我們會建議病患踩在足底筋膜的中段，並且用滾筒按摩小腿後側、大腿後側肌肉和臀部的肌肉**，這樣才能放鬆包含足底筋膜的整條淺背線肌筋膜，如此，足底肌筋膜的張力才能降低，慢慢的改善疼痛。換言之拼命的往痛點壓、一直刺激筋膜局部發炎的部位，發炎只會更嚴重，疼痛只會加劇，根本不會改善。

平常在家借助工具放鬆身體時，要找到肌肉上的肌痛點深壓來放鬆，但是唯獨在「腳底筋膜炎」這個病症卻不能這樣做。那麼，還有哪些筋膜疼痛症狀，不能直接刺激痛點呢？其實最簡單的分辨方法就是，只要是痛點在肌腱和骨頭的交接處都不適合直接刺激，其他痛點部位在肌肉或是筋膜上都沒有問題，所以大家要特別注意。（見P213，「踩網球放鬆足底筋膜」的動作說明）

Part 4

全身六大肌筋膜
問題自我診斷

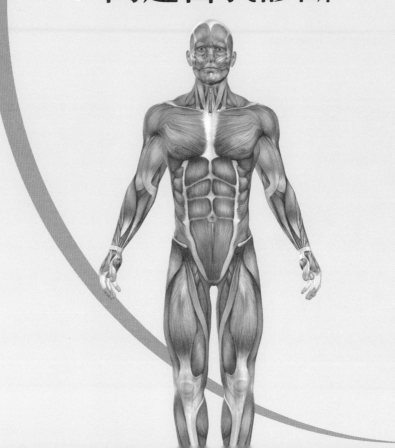

01 認識全身的 疼痛連線

　　有時候身體常常覺得這裡痠、那裡痛的，也找不出真正的問題點，原因就在於肌筋膜的問題，通常是牽一髮動全身，必須循著身上疼痛點相關的肌筋膜線才能找出真正的病源所在。本篇將告訴你如何快速瀏覽自己身上的疼痛點問題可能出在哪？即刻自我診斷、自我居家治療！

◇ 了解我們身體上的主要肌筋膜線

　　傳統的中醫理論就有「筋」這個概念，「筋」這個字本身的含義，其實就是「有力的肉」，因此，中醫有十二經絡，也有十二經筋。簡單來說，「經絡」是比較無形的管道，而「經筋」就是有形的組織，是讓人體結構中有力量，可以讓身體動起來的構造。

　　因為中醫在解剖學上的發展沒有那麼深入，因此，肌肉與筋膜是沒有分開論述的，兩者一起統稱為「筋」。隨著時代演變、隨著西方解剖學的發展，肌肉與筋膜被分割出來，接下來好長一段時間，我們都認為肌肉才是具有收縮力量的構造，而筋膜只是包覆肌肉與骨骼的組織，沒有特殊的作用。

但是，近年來，筋膜的角色被重新發掘與研究，筋膜理論越來越被重視，筋膜不再只是配角，筋膜具有收縮能力，同時也有傳遞訊息與影響整體結構的功能，此外Thomas Myers將筋膜研究成果與人體解剖學以及肌動學結合起來，歸納出肌肉筋膜的連線，這些連線將身體串聯起來，每一條都有特定的功能，這個新的理論，開創了肌肉骨骼系統疾病治療的另一個領域，現在很多物理治療的手法，推拿調筋整骨的方式，甚至針灸的取穴針法，都被Thomas Myers所影響。

本書則將因肌筋膜緊繃引起的疾病、疼痛，以「部位」和「病名」一一圖解如何居家自我治療的步驟，配合我的臨床經驗，將最容易了解與操作的部分呈現出來。

四種方法，立刻自我診斷肌筋膜問題

肌筋膜的問題，通常是牽一髮動全身，同時這也意味著肌筋膜的問題，不是那麼容易診斷，很多時候疼痛位置並不是問題的根本來源。舉例來說：腳跟疼痛有可能是因為頸部太緊繃，或者屁股疼痛可能是因為腳踝舊傷，又或者肩膀肌腱發炎可能是因為下背太緊繃。如果是經驗老道的治療者，可能一看姿勢上的偏差就能診斷出問題的所在，也可以經由理學檢查發掘出問題根本，但是，一般民眾該如何自我診斷、如何發現問題的根本呢？除了痛點的位置，該怎麼找出其他有問題的地方呢？

以下有幾個簡單方式，都非常簡單、容易執行，大家可以先嘗試看看。如果還是無法解決 問題，建議你還是要尋求專業的醫療意見。

❶ 根據疼痛的部位尋找肌筋膜線： 如果疼痛的部位位於某條肌筋膜上，那麼你的問題可能就藏在這一條線上的某一處，最簡單的治療的方法就是沿著這一整條線，每塊區域都進行伸展或者按摩，這樣能一網打盡所有可能發生問題的部位。舉例來說：腳跟後側疼痛，這個部位屬於淺背線，因此，在這一整條淺背線上的肌肉與筋膜都是嫌疑犯，例如：小腿太緊繃、大腿後側太緊繃、背部肌肉太緊繃、後頸部肌肉太緊繃等等，然而，最簡單的判別方式就是每個嫌疑犯都抓來審問一下，雖然這樣做要花比較久的時間，不過，好處就是不遺漏掉任何一個嫌疑犯，就不會讓真正的兇手逍遙法外。

❷ 觀察姿勢的變化： 當不同的肌筋膜線出了問題的時候，會出現不同的姿勢變化，可以根據這些錯誤的姿勢來推測是哪一條肌筋膜出問題，例如：身體歪向右邊，可能是右邊的側線肌筋膜太緊繃，然而，這個評估方式也是四種中難度較高的。

❸ 伸展測試： 先嘗試伸展疼痛部位的肌群，看看是不是有緊繃的感覺，通常身體的「痠痛」、「緊繃」和「無力」都是息息相關的。一般的觀念可能會認為有力量的肌肉摸起來是結實、緊繃的，其實正好相反，有力量的肌肉不出力放鬆的時候，摸起來是柔軟、有彈性的，因為這樣收縮的時候肌肉伸縮的幅度才會大，力量才能傳遞出來。

所以，在伸展時感覺緊繃的肌肉，通常是有問題的，除了主觀的緊繃感覺之外，也可以比較身體兩邊的柔軟度是不是有差異，例如：大腿外側的髂脛束疼痛症候群，髂脛束從髖關節外側，沿著大腿的外側走到膝關節外側，屬於側線的範圍。當你做側線的伸展動作時，可以兩邊都

做，比較看看是不是有所差異，通常比較緊繃的那一邊，大多是有問題的一邊。如果時間足夠的話，當然也可以將全部肌筋膜線的伸展動作都做過一遍，把它當作一個篩檢測試，將所有緊繃或柔軟度較差的線條記錄下來。

❹ **自我按摩測試**：針對局部痠痛的點進行自我按摩，然後也按摩痛點所在肌筋膜沿線上的其他點，看看哪些點在按壓時有明顯地痠痛，或者按壓其他點時，痠痛的感覺是否會放射到原本疼痛的位置上。因為按摩是一種治療，也可以當作是一種診斷方式，稱為「治療性診斷」，在按壓過後，如果疼痛明顯地減輕，那麼就證明被按壓的點是對的，而現在自我按摩的工具非常多樣，容易取得且方便，包括：網球、花生米球、滾筒等，所以，自我按摩也就成為了最簡單的診斷方式。

六條肌筋膜走向與常見疼痛

透過Thomas Myers的發現與整理，人體的肌筋膜線目前主要有七大部分，這些筋膜線在解剖構造上有真正的連結，甚至是在功能上有連貫一致的功能。這七大部分包括：淺背線、淺前線、側線、螺旋線、手臂線、功能線與深前線，而這其中又可以再進一步細分，例如：手臂線還可以分前背與深淺，側線與螺旋線有左右之分等等。

在本書中，我們會介紹的是比較容易辨別與自我治療的肌筋膜線，與最常見問題相關的肌筋膜，包括淺背線、淺前線、側線、螺旋線和前手臂線、背手臂線這六條。本章接下來的內容，會詳細介紹這六條線的走向與常見的疼痛部位。

淺背線

淺背線的路徑

淺背線顧名思義，就是在身體的背部較為淺層的肌筋膜。從眉毛上方繞過頭頂、後腦、後頸部、後背部、後腰部、後臀部，再經過大腿與小腿後側，繞過腳跟之後延伸到腳底，最後連接到趾骨下方。

淺背線的功能

淺背線主要是維持身體直立的姿勢，就像是穿緊身衣或者潛水衣時，背後有一條拉鏈從頭到腳拉起來，感覺像是背後有一個拉住你，讓身體挺起來的力量。有了淺背線的拉力，頭就不會低下去、背不會駝、腰不會彎下去。也就是說，**淺背線可以避免身體向前傾倒**。淺背線提供身體全天性直立的張力，所以，淺背線的肌肉是屬於耐力型肌肉，筋膜是屬於較厚實耐重，而且因為張力的方向，淺背線通常是傾向於向上滑動的。

淺背線出問題時

一旦淺背線發生障礙時，通常是太過緊繃或者產生粘黏，就會造成身體姿勢過度後傾。外觀上會出現身體重心往後，駝背且小腹凸出、膝蓋過度打直。淺背線分成左右兩條，兩邊也有不對稱的可能性，因此也需要比較左右兩邊的張力情況。

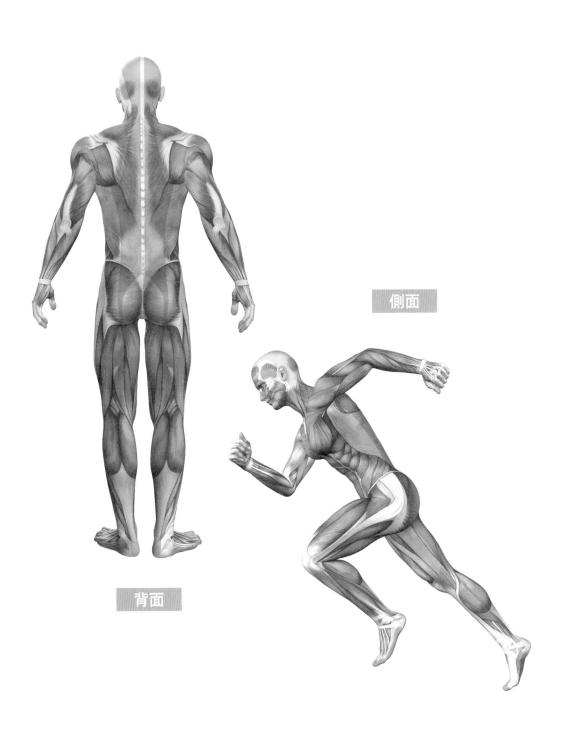

側面

背面

淺背線經過的身體部位

頭部、肩頸、上背、腰部、臀部、大腿、小腿、膝蓋及腳跟、腳底。

淺背線緊繃時的錯誤姿勢

腳踝勾起來的角度變小，走路的時候感覺腳踝勾不太起來，骨盆往前移，肚子往前凸，屁股翹高，下巴往上抬。

可能症狀

頭痛、頭皮緊繃、後腦勺痛、肩頸痛、腰痛、屁股痛、大腿拉傷、膝窩疼痛、小腿拉傷、跟腱疼痛、足底筋膜炎……等等。

小心！你的淺背線已經緊繃了！

常需要久坐或久站、習慣性駝背、跑步熱愛者、頻繁跳躍的人、低頭族、電腦族。

一個動作 現在就自我診斷

➕ 在淺背線經過的身體部位任一點會感到疼痛，如果沒有感到疼痛，可以做以下伸展動作測試。

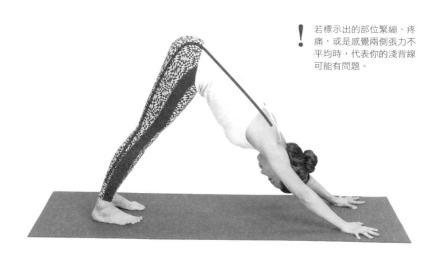

❗ 若標示出的部位緊繃、疼痛，或是感覺兩側張力不平均時，代表你的淺背線可能有問題。

注意 ！ 避免用滾筒按壓腰椎，
以免給予腰椎太多壓力。

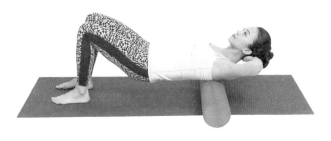

1 滾筒橫放在背下，躺在滾筒上，沿著淺背線，
從胸椎兩旁的肌肉開始往下按壓。

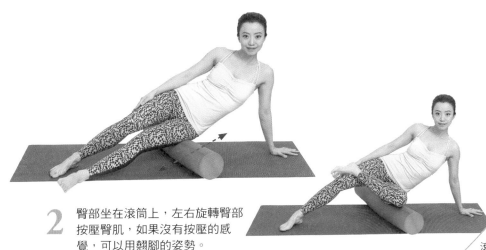

2 臀部坐在滾筒上，左右旋轉臀部
按壓臀肌，如果沒有按壓的感
覺，可以用翹腳的姿勢。

來回
滾動數次

每個肌群約
1-2分鐘

3 將腿放在滾筒上，來回滾動按壓大腿後側的
肌群與小腿後側的肌群。

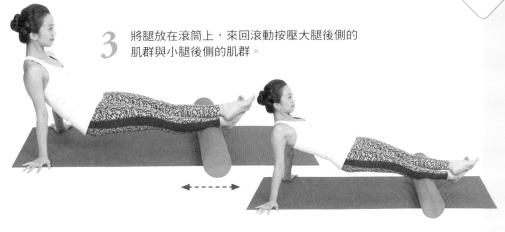

1 雙手雙腳著地且與肩同寬，雙膝雙肘伸直，
頭、頸與軀幹維持一直線，下巴微收。

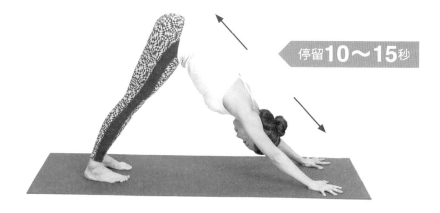

停留**10～15**秒

2 雙手往地板的方向推，身體重心向後，屁股向斜後
上方推，感覺下肢後側與背部有伸展的感覺。

POINT！ 腳尖不可以踮起、頭不可抬起來，
視線看向雙腳中間。

4-6
下／組

共做
2-3組

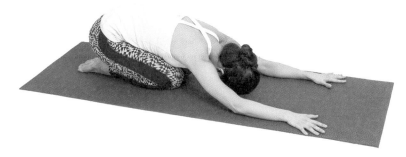

3 身體重心回到中間，膝蓋放鬆跪下，
上半身放鬆往前延伸。

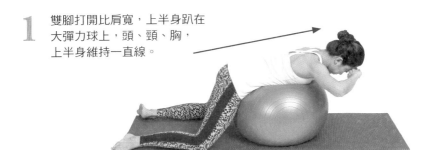

1 雙腳打開比肩寬，上半身趴在大彈力球上，頭、頸、胸，上半身維持一直線。

2 臀肌用力，維持骨盆穩定，然後慢慢抬起上半身，從頭、頸到胸，依序慢慢離開球面。

POINT！ 若是身體無法在大球上維持穩定，則雙腳腳跟可以靠在牆邊，以增加穩定度。

8-12
下／組

共做
2-3組

醫師小叮嚀

淺背線筋膜按摩可以紓解身體很多不同部位的疼痛，例如：後腦頭痛和後頸痛、腰背痛和髂薦關節疼痛，也可緩解大腿小腿緊繃、阿基里斯肌腱炎、足底筋膜炎等等。

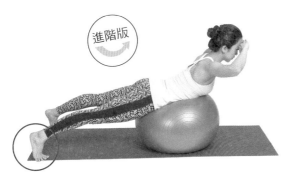

進階版

試著只用腳尖撐地、膝蓋打直做做看，可以同時訓練身體的核心力量。

淺前線

淺前線的路徑

從頭皮筋膜開始，經過頸部前側、胸骨前面、腹直肌，往下走大腿前側、小腿前側一直到腳背，然後接到腳趾背面。

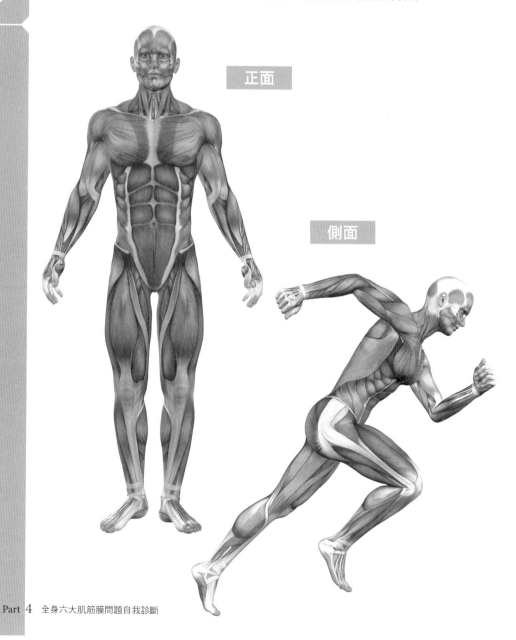

正面

側面

淺前線的功能

淺前線像是一條從頭把身體提拉起來的線，將脊椎前面的部位拉在一起，包括臉、肋骨與恥骨。淺前線收縮的時候可以彎曲身體、彎曲髖關節、伸直膝蓋與勾起腳踝。此外，淺前線的位置與淺背線是相對的，淺前線收縮時，淺背線就要拉長，因此，淺前線還有一個任務，就是**與淺背線互相抗衡，兩者張力相當的話，身體才能維持正中的狀態**，例如：淺背線讓膝關節彎曲，而淺前線是讓膝關節伸直的。

淺前線出問題時

淺背線容易向上滑動、淺前線容易向下滑動，當淺前線出問題的時候，身體是向前傾的徵兆，例如下巴往前凸。想像一下你身上穿著緊身衣，然後做出低頭彎腰駝背的動作，是不是會感覺背後的緊身衣，有從腳跟被往頭頂的方向拉動的感覺？而前面的緊身衣，則有從下巴往腳趾滑下去的感覺？因為大部份的人動作都偏向低頭彎腰駝背，所以身上的筋膜會有這種滑動方向的特性，如果人們在大部份的時間，把胸用力挺出來、腰桿往後仰，抬頭看天空的姿勢，那滑動的方向就會完全相反。

淺前線經過的身體部位

頸部、胸部、腹直肌、大腿前肌、小腿、腳背。

淺前線緊繃時的錯誤姿勢

腳踝無法往下伸展、膝關節過度伸直、骨盆前傾、骨盆前移、吸氣的時候肋骨的擴張受限、彎腰駝背,頭部前傾,下巴往前移。

可能症狀

肩頸痛、胸悶、腰痛背痛、大腿緊繃容易拉傷,膝蓋疼痛(髕骨肌腱炎)、小腿前側緊繃疼痛(前側脛骨壓力症候群),及腳背肌腱發炎,足弓塌陷等。

小心!你的淺前線已經緊繃了!

常常久坐、或是彎腰駝背,姿勢不良的人,習慣進行需要跑或跳的運動,例如籃球、排球、羽毛球和慢跑的人,容易發生髕骨肌腱炎,前側脛骨壓力症候群或者足弓疼痛等。

一個動作

現在就自我診斷

在淺前線經過的身體部位任一點會感到疼痛,
如果沒有感到疼痛,可以做以下伸展動作測試。

若標出的部位緊繃、疼痛,
或是感覺兩側張力不平均
時,代表你的淺前線可能有
問題。

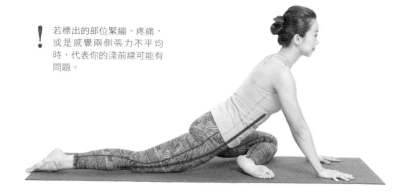

1 上半身仰躺在大球上，腳踩地，雙手舒服的向外打開，呈現大字型。

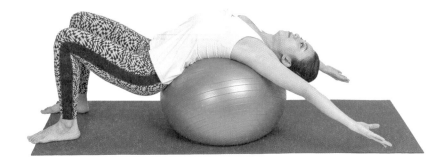

CHECK！ 躺下的時候，腹部肌肉放鬆，但不要擠壓腰椎。

4-6
下／組

共做
2-3組

2 雙腳向後走，感覺身體與大腿前方的肌肉伸展，隨著球滾動，脊椎也隨之打直。

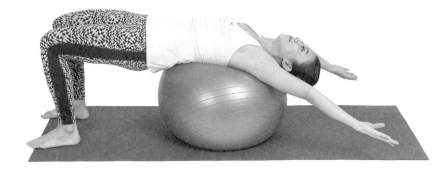

注
意 ❗ 如果出現頭痛、頭暈、眼花等症狀，請立即停止。

〔滾筒淺前線按摩〕

1 手肘撐地，腹部用力，滾筒置於大腿下方，讓大腿在滾筒上來回滾動，按壓大腿前側肌肉。

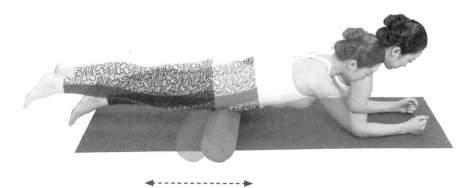

POINT

小腹不要碰地，腿部維持一直線，腳尖也要離地。

醫師小叮嚀

想要更有效的按摩小腿前側的淺前線，可以讓小腿前側跪在滾筒上，上半身直立且讓臀部坐在腳跟上。

每回
1-2分鐘

共做
2-5回

2 跪姿，手撐在地板上，右小腿前側肌肉壓在滾筒上，前後來回在滾筒上移動做完1次後換邊。

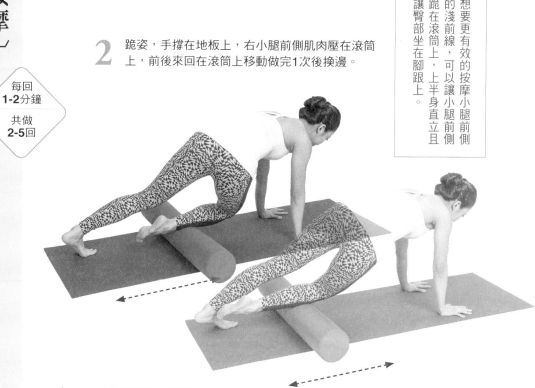

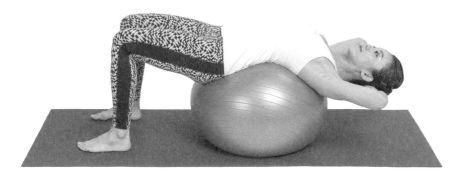

1　上半身躺在球上，雙腳比肩稍寬，雙手抱住後腦。

POINT!　臀肌與骨盆底肌肉要出力、收縮，以維持身體穩定。

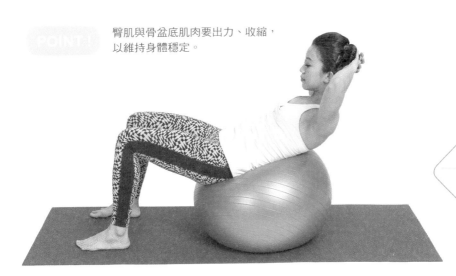

8-12
下／組

共做
2-3組

2　在球上做仰臥起坐的動作，腹肌收縮，上背部慢慢離開大球，直到肩胛骨下緣離開球面即可。

注
意　！　手只是扶著後腦，不要用力擠壓頸部，下巴也不要突出，這樣容易造成頸椎壓迫。

側線

側線的路徑

從頸部的側面開始，往下到肋骨外側，腹部外側，經過臀部與大腿外側，走到小腿外側，最後接到腳掌外側。

側線的功能

側線的主要功能是包覆住身體的兩側，穩住軀幹及腿部，避免動作或者移動的時候身體往左右歪斜、變形。**它可以協調與平衡前後側及左右側的動作**，前線、背線與側線剛好在身體的前後左右，把人體包覆起來，**讓人體可以對抗地心引力，維持直立姿態**。如果側線肌筋膜緊繃，會出現身體側彎、大腿向外打開和外翻腳踝等姿勢。

側線出問題時

側線失衡時，身體會傾倒、歪向某一邊。因此，如果是要調解左右不平衡的現象時，應該要先評估與處理側線。

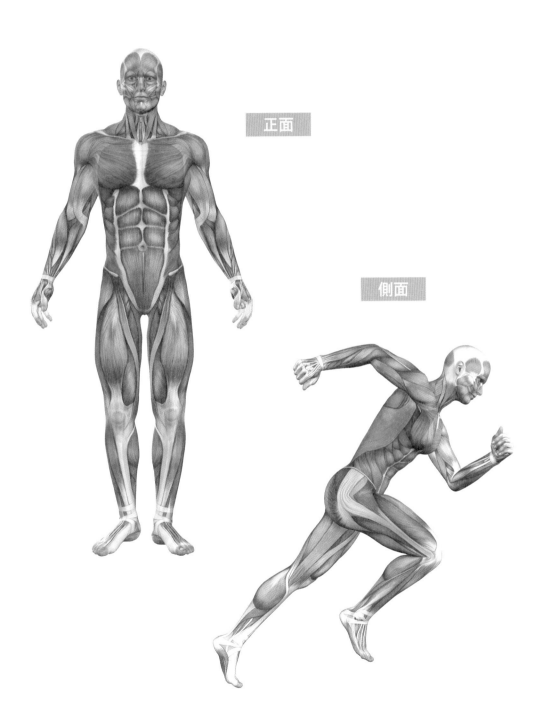

正面

側面

側線經過的身體部位

頸部、肋間肌、臀部、大腿外側、小腿外側、腳踝外側。

側線緊繃時的錯誤姿勢

身體左右不對稱（例如：頸部歪向某邊、肩膀或骨盆不等高、脊椎側彎等）腳踝旋前或旋後、腳踝勾起的角度受限、膝內翻或外翻、大腿微微外展、大腿內收卡卡的、肋骨與骨盆間的距離縮短。

可能症狀

單側的腰痛、單側肩頸疼痛、腳踝外側疼痛、髂脛束摩擦症候群，彈響髖、髖部大轉、滑囊炎、脅肋痛等。

小心！你的側線已經緊繃了！

坐姿或站姿歪一邊者、臀部肌肉無力者、髖部不夠穩定就會產生彈響髖的問題。跑者容易產生髂脛束症候群、激烈跑跳運動者容易出現腳踝扭傷。

一個動作 現在就自我診斷

在淺前線經過的身體部位任一點會感到疼痛，如果沒有感到疼痛，可以做以下伸展動作測試。

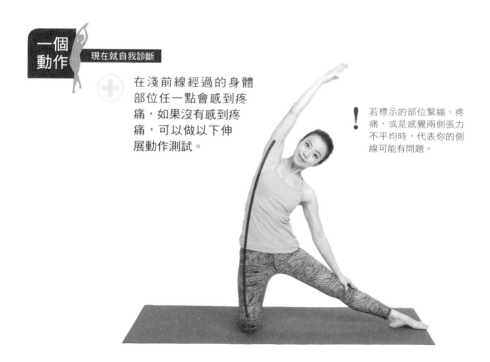

！若標示的部位緊繃、疼痛，或是感覺兩側張力不平均時，代表你的側線可能有問題。

〔站姿舉手伸展〕

1 左腳在前、右腳在後，交叉站立，雙手輕扣往上舉。

POINT 骨盆與頭都保持正中，面向正前方，不要扭轉。

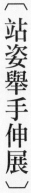
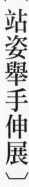

4-6
下／組

左右
各1組

2 骨盆向右側推，上半身倒向左側，雙手仍高舉過頭，維持延伸的感覺。

CHECK！

感覺身體側面，從手到腳的整條肌筋膜線都延伸開來。

來回
滾動數次

每個肌群約
1-2分鐘

1 臀部側面壓在滾筒上,來回滾動放鬆髖部肌肉(包括臀肌與闊筋膜張肌)。

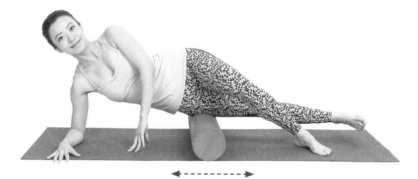

2 側面大腿壓在滾筒上,來回滾動放鬆髂脛束,又或者滾筒不動,大腿在滾筒上前後轉動。

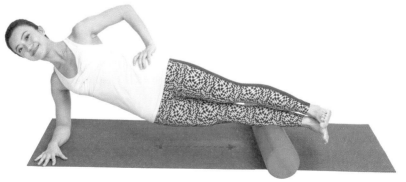

3 側面小腿壓在滾筒上,來回滾動放鬆小腿外側肌肉(腓骨肌肉)。

注意 ! 以上3個動作要左右交換做。

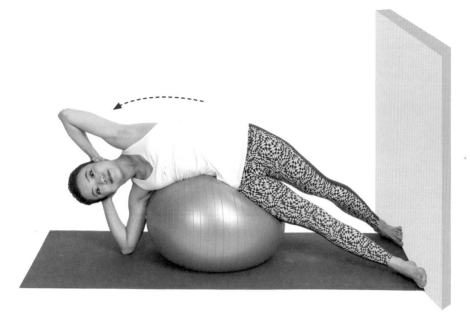

1 　上半身右側躺在球上，雙手扶著後腦，右腳在前，
　　左腳在後；身體慢慢往下，將側線伸展到最長。

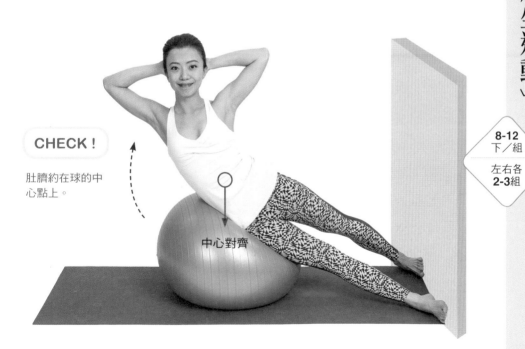

CHECK !

肚臍約在球的中
心點上。

中心對齊

8-12
下／組

左右各
2-3組

2 　身體側面的肌肉收縮，將上半身帶起
　　來，就像在做仰臥起坐一樣。

螺旋線

螺旋線的路徑

　　螺旋線是以雙螺旋的方式將身體圍繞起來。我們從右側頸部開始介紹螺旋線的路徑：從右頸的後外側開始，往左上背的方向走，穿過肩胛骨下方，繞過肋骨後，往右邊的骨盆方向走，經過腹部的斜向肌肉群，穿過骨盆的上緣之後走右大腿的外側，再轉向小腿的前側，往足部方向穿過整個足弓底部之後，繞向上走在小腿的外側，經過大腿的後外側接到臀部的斜向韌帶之後，連到左側後背肌群，向上直到左枕骨下緣。

螺旋線的功能

　　身體以螺旋方式環繞，約束住所有的縱向肌筋膜，因為前線、背線和側線只是幫助身體直立，但是無法讓身體旋轉或扭轉，**因此需要螺旋線協助所有動作平面的平衡，讓身體可以做出斜向的扭轉和水平旋轉。**

　　此外，螺旋線連接了「骨盆」與「足弓」，因此在身體扭轉的時候，可以協調這兩個部位互相支援，**產生互補的扭轉或移動，以維持身體的平衡與穩定。**尤其是像走路或者跑步，這類需要身體的直立也要扭轉的動作時，螺旋線的功能就更為重要了。

螺旋線出問題時

螺旋線如果發生問題，會產生過度扭轉或者扭轉的角度受限，包括頸、肩、肋骨、腰、骨盆、膝蓋、腳踝等。

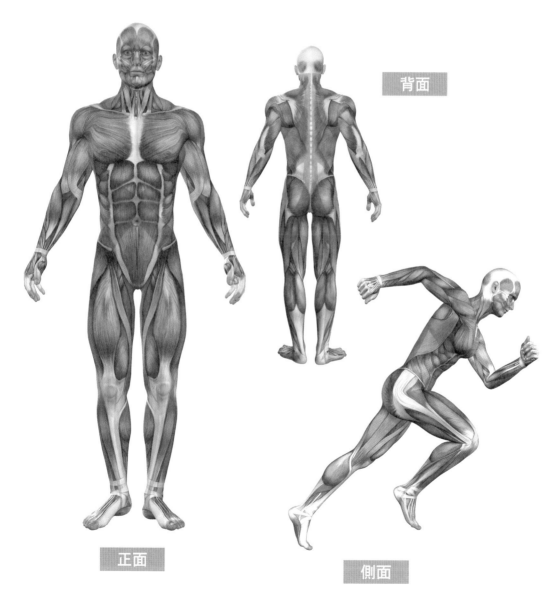

背面

正面

側面

螺旋線經過的身體部位

後頸部、後背部、脅肋部、腹部、大腿外側和後側、小腿前側和外側、腳底足弓部位、臀部（前面在腹部交叉、後面在臀部交叉的雙螺旋走向）。

螺旋線緊繃時的錯誤姿勢

腳踝旋前或旋後、膝部錯位扭轉、骨盆扭轉、肋骨扭轉、肩膀聳高、肩胛向前偏移、頭部傾斜扭轉等。

可能症狀

頸部僵硬（旋轉角度受限）、膏肓痛、肩關節損傷（肩胛骨活動度不足）、脊椎側彎、腰痠背痛、骨盆扭轉、大腿後側肌肉拉傷、髖關節外側疼痛（闊筋膜張肌太緊繃）、足弓塌陷、腳踝扭傷、長短腳等。

小心！你的螺旋線已經緊繃了！

長時間維持旋轉姿勢，例如：電腦放在身體的側面，或者工作檯面在身體側面；反覆單手勞動工作者，例如：油漆工等；單方向旋轉運動的項目，例如：標槍、高爾夫球、棒球等；習慣不良者，例如：習慣翹腳坐、躺著看電視等。

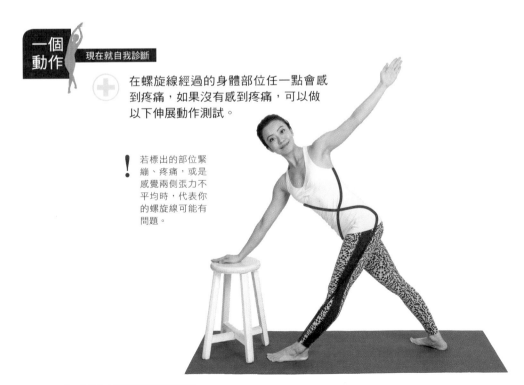

一個動作 現在就自我診斷

在螺旋線經過的身體部位任一點會感到疼痛，如果沒有感到疼痛，可以做以下伸展動作測試。

! 若標出的部位緊繃、疼痛，或是感覺兩側張力不平均時，代表你的螺旋線可能有問題。

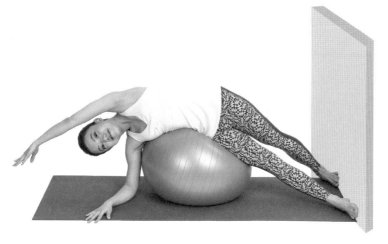

1 上半身右側躺在球上,雙腳抵在牆邊,右腳在前,左腳在後,右手扶地,左手舉過頭,手臂貼近耳旁,做側向伸展。

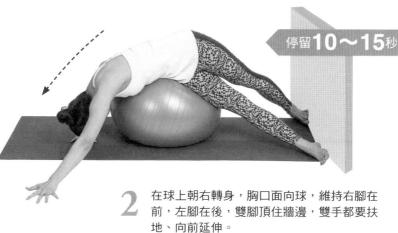

停留**10～15**秒

2 在球上朝右轉身,胸口面向球,維持右腳在前,左腳在後,雙腳頂住牆邊,雙手都要扶地、向前延伸。

4-6
下／組

共做
1組

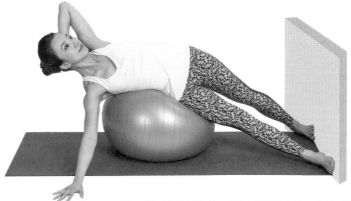

3 反向朝左轉身,胸口離開球面,右手與雙腳支撐身體保持平衡,左手扶後腦,臉朝上。

醫師小叮嚀

此動作難度比較高,需要比較好的核心肌力與平衡感,如果無法再大球上保持平衡,或者動作過程中出現疼痛,可以改做下一個比較簡單的動作。

〔墊上旋轉伸展〕

POINT! 想像身體就像「擰毛巾」一樣的轉動

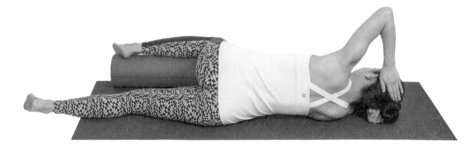

1 朝右側躺,滾筒放在身前,左腳跨上滾筒。
右手枕在頭下,左手扶後腦。

4-6
下／組

左右各
1組

停留**10~15秒**

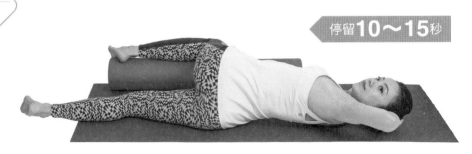

2 上半身向左側旋轉,下半身盡量保持不動。
停留10~15秒後,換邊。

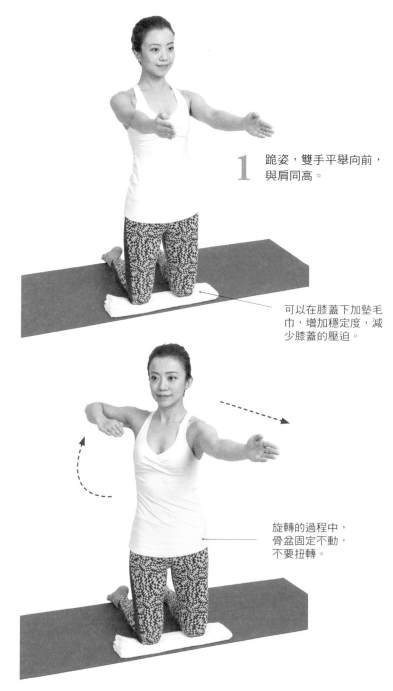

1 跪姿，雙手平舉向前，
與肩同高。

可以在膝蓋下加墊毛
巾，增加穩定度，減
少膝蓋的壓迫。

8-12
下／組

左右各
2-3組

旋轉的過程中，
骨盆固定不動，
不要扭轉。

2 頭・頸・胸朝右側旋轉，右手肘隨著軀幹旋轉的動作，
慢慢彎曲向後，左手伸直、儘量向前延伸。

手臂線

【手臂線，可分為前後及深淺臂線】

手臂線分為前側和後側，前後側又有深淺兩層，所以總共有四條線，剛好可以用手的四個面向來代表，包括大拇指、小指、掌心與手背，淺前線為掌心這一面，深前線為大拇指這一面，淺背線為手背這一面，深背線為小指這一面。手臂線較為複雜，因此本書將不分深淺，只分前後，將手臂的前線與背線一起介紹。

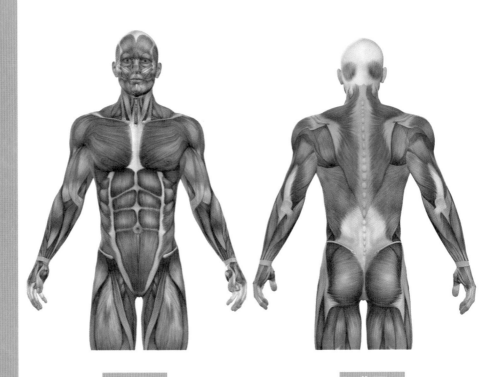

正面　　　　　　　　　背面

前手臂線路徑

從前胸肌出發，經過整個內側手臂，負責彎曲手肘、手腕和手指的肌群，最後連接到手指的掌側。

背手臂線路徑

從上背出發經過肩膀後側，和整個外側手臂，負責伸直手肘、手腕和手指的肌群，最後連接到手指的背側。

前手臂線出問題時

肩膀（肱骨）傾向往前位移，會導致肩膀前凸或者圓肩，手肘與手腕則會傾向彎曲的姿勢。

背手臂線出問題時

肩膀（肩胛骨）傾向往後往上位移，會導致肩膀後縮或者聳肩，手肘與手腕則會傾向伸直的姿勢。

手臂線經過的身體部位

前胸、上背、肩膀、手臂、手肘、手腕、手指。

可能症狀

肩頸肌筋膜疼痛症候群、肩夾擠症候群、網球肘、高爾夫球肘、腕隧道症候群、手背肌腱發炎、媽媽手、板機指。

小心！你的手臂線已經緊繃了！

胸肌訓練過度太緊繃導致肩膀前凸；手經常需要拿重物者，例如：餐廳服務員、媽媽；手常常需要用力握住東西，例如：打高爾夫球、廚師；手指需要長時間出力者，例如按摩師、美髮業、媽媽等。

手臂線緊繃時的錯誤姿勢

後背肌肉無力導致圓肩，姿勢不良喜歡聳肩者，手常常需要用力握住東西，例如打網球、打羽毛球；手指要長時間出力者，例如：打電腦、蓋印章、打掃工作等。

一個動作　現在就自我診斷

在前手臂線經過的身體部位任一點會感到疼痛，如果沒有感到疼痛，可以做以下伸展動作測試。

！ 若標示部位緊繃、疼痛，或是感覺兩側張力不平均時，代表你的前手臂線可能有問題。

測試背手臂線的伸展：

將右手往左邊伸，抬起高度不超過左肩，左手前臂由前方將右手臂往身體壓，若感到右手臂外側緊繃、疼痛，代表背手臂線有問題。

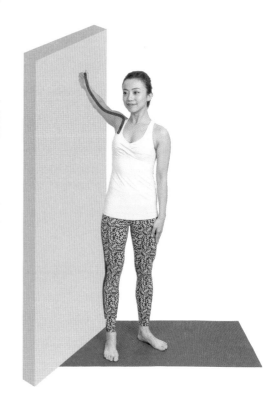

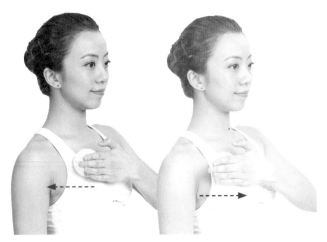

1 將網球壓在胸大肌上，來回滾動網球按摩胸大肌，在比較緊繃的點上可以稍微加壓停留數秒。

〔網球局部按摩〕

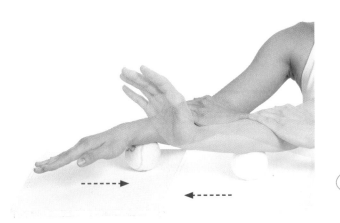

每回
1-2分鐘

左右
各**2回**

2 前臂內側壓在網球上或小滾筒上，另一手放上來增加壓力，來回滾動放鬆前手臂內側肌肉。

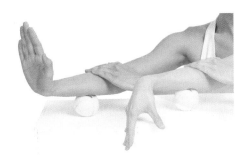

擺動關節也有同樣效果

壓住手臂之後，做手腕「翹起」與「放下」的動作，一樣有按摩手臂內側肌肉的效果。

前手臂線B

〔胸大肌伸展〕

4-6
下／組

左右
各2組

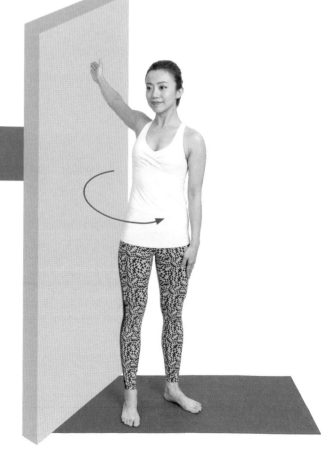

90-130°

1 站在牆邊或是門框旁，雙腳打開與肩同寬。右手臂扶牆，與頭部同高，手臂伸直。

2 身體慢慢往左側旋轉，感覺胸肌與整個手臂內側都有被伸展的感覺。

POINT! 手肘呈180度或微微彎曲，不要過度彎曲或過度伸直，這樣伸展的力量才可以傳達到整個手臂。

〔啞鈴強化訓練〕

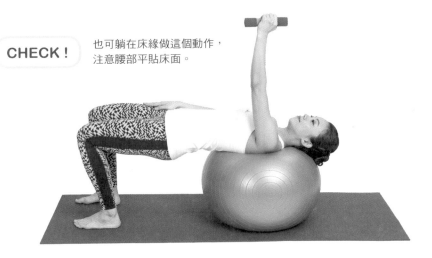

CHECK！ 也可躺在床緣做這個動作，注意腰部平貼床面。

1 上背部仰躺在大球上，腳踩地，左手臂伸直，手握啞鈴，朝向天花板。

CHECK！ 啞鈴的重量視個人能力，一般人大約0.5-1kg，也可以用水瓶或沙包代替。

8-12
下／組

左右各
2-3組

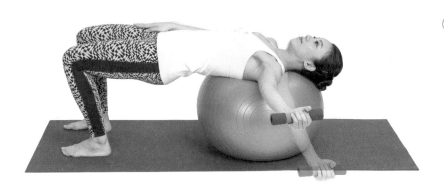

2 慢慢將手臂往下放，感覺胸肌與手臂伸展到極限，手腕往下垂。

〔雙手交握向前〕

4-6
下／組
共做
各2組

大拇指在上

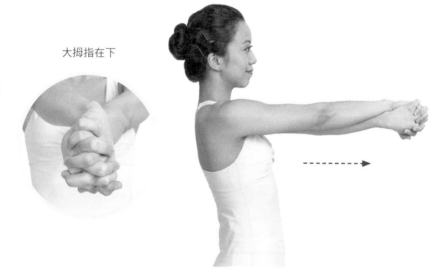

1 手臂平舉，雙手大拇指朝上，十指緊扣，手向前方延伸，
　　感覺手臂外側伸展。

大拇指在下

2 手臂平舉，雙手大姆指朝下反握，十指緊扣，手向前方延伸，
　　感覺手臂伸展。

POINT！　滾筒按壓上背部肌肉時，頸部要維持正中姿勢，不要過度後仰。

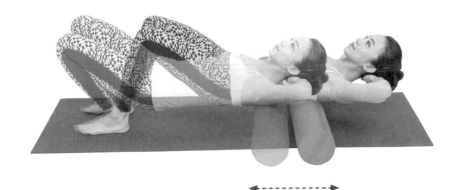

1　仰躺在滾筒上，腳踩地，上下滾動以按壓上背部，包括菱形肌和斜方肌。

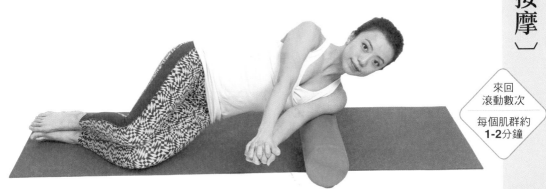

來回
滾動數次

每個肌群約
1-2分鐘

2　側躺在地上（或站立靠牆），肩膀壓在滾筒上，滾動滾筒按壓三角肌，或者滾筒不動，肩膀在滾筒上旋轉。

8-12
下／組

左右各
2-3組

1 上半身趴在大彈力球上，右手拿啞鈴，
手臂先自然垂下。

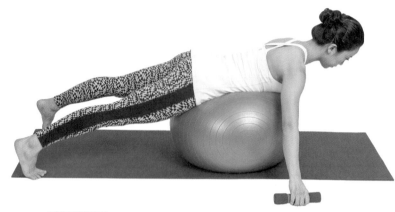

POINT！ 上半身趴在球體上，
沒拿啞鈴的手可以撐住地面，保持身體平衡。

2 首先肩胛骨中間的肌肉先收縮，
將兩邊肩胛微微後縮夾緊，
然後手臂伸直，慢慢舉起
手臂至水平高度。

感覺後手臂線
的肌群收緊

CHECK！ 這個動作也可以
趴在床緣執行。

02 維持肌筋膜健康，
這些惱人毛病都消失了！

　　很多人常問我，如果伸展、按摩與訓練三樣都要做，執行的時候有沒有先後次序呢？答案是有的，順序是訓練→伸展→按摩。

　　因為靜態伸展的幅度比較大，對肌筋膜的刺激也比較大，所以在執行靜態伸展前，身體必須要是熱的，否則肌筋膜會容易拉傷，因此建議可以先做一些簡單的暖身之後，開始肌筋膜的運動訓練，接著趁著訓練後、身體已經熱開，在開始進行伸展，這就比較不容易受傷。

　　再者，太長時間或者強烈的伸展，容易導致結締組織內的水分流失，而結締組織被牽拉的時間越長，水分就越難回到組織內，當然，在這我們所進行的伸展，並不會對組織造成這麼長時間的張力，只是短時間的牽拉，所以不至於出現筋膜脫水的現象，但還是有可能有部分的水分流失。因此最好將按摩排在伸展之後，最為這三項的結尾，藉由按摩將水分重新帶入肌筋膜中。此外，在訓練、伸展與按摩的過程中，都應該不斷的補充水分，盡量不要讓自己感到口渴。

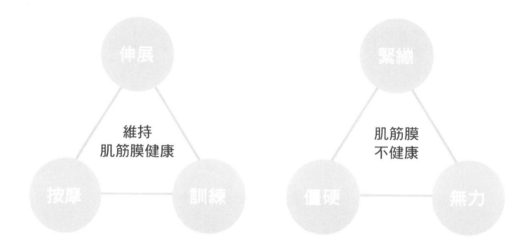

* **伸展**：維持肌筋膜的柔軟度，使之不會緊繃。

* **按摩**：恢復肌筋膜的彈性，使關節的活動度增加，減少僵硬感。

* **訓練**：提升肌筋膜的力量與韌性，強韌的肌筋膜才可以維持身體正確的結構排列，使肌筋膜不會因為外力衝擊而受傷變形，或者因為長期反覆的壓力導致結構逐漸偏移。肌筋膜的健康仰賴這三者共同去支撐，缺一不可。

除了根治疼痛，肌筋膜伸展與按摩還有哪些優點？

伸展與按摩肌筋膜，除了可以增加柔軟度、改善新陳代謝、消除水腫、增加肌筋膜含水量之外，其次就是矯正姿勢，而且光是矯正姿勢就可以改善身體很多小毛病：

＊**腹部回正**：胃不會被擠壓，減少胃脹氣、消化不量，改善消化系統，可加速腸胃蠕動、減少便祕。

＊**放鬆頸部**：眼睛會比較明亮，看東西會比較清楚，減少頭痛、緩解鼻塞、緩解喉嚨卡卡緊繃、眼睛模糊及痠痛、前額或後頸疼痛等。

＊**放鬆胸部**：改善胸悶、呼吸能更深層、順暢。

＊**端正骨盆**：減少腰痛、減少凸肚子，可以縮小腹部。

＊**放鬆背部**：肌筋膜會被延長、減少背痛，精神放鬆，改善交感神經引發的問題，例如：失眠、焦慮、過度亢奮等。

＊**恢復關節活動度**：關節活動角度增加可以提升運動表現，降低關節部位的運動傷害，例如：髖部、膝部、腳踝等部位。

日常生活中，維持筋膜健康的三大祕訣

❶ 隨時補充水分：

你想像中的肌筋膜是什麼質地呢？其實，肌筋膜組成的成分中大約三分之二是水分，因此，你可以將健康的肌筋膜想像成是吸飽水的海綿，只要用力壓就會把裡面的水擠出來，當壓力解除的時候，水就會被吸回去，而且肌筋膜含水量的多寡，與筋膜的活動度和彈性有很大的關聯。當肌筋膜缺水，就像是海綿乾掉，肌筋膜會變得脆弱容易斷裂，而肌筋膜充滿水分時，就比較有延展性和彈性。

由此可知，充足的水分對於肌筋膜來說是非常重要的，每天要喝1至1.5公升的水，如果是激烈運動之後，就要補喝更多的水。一般來說，當你覺得口渴的時候，其實身體早就是缺水一段時間了，所以不要

覺得很渴才喝水，此外，可以用尿液的顏色來區別身體是不是處於缺水的狀態，尿液應該是呈現淡淡的黃色，如果尿液顏色越黃，就表示身體缺水的情況越嚴重。

那麼，是不是有喝水，就能夠補足肌筋膜內的水分呢？其實不一定，如果肌筋膜一旦缺水一段時間後，肌筋膜可能會產生粘黏或者扭曲，就像是水管被打結或堵塞住一樣，到了這時，即使你喝一大堆的水，水也會被沾黏的筋膜堵住，往其他的地方流去，所以，水分無法到達真正缺水的局部肌筋膜，最後只好都變成尿液排出體外，像這樣的情況喝下再多水也是白費工。所以，平常就要多疏通肌筋膜的管道，最簡單的方式就是「按摩」。Chaitow等人研究發現，如果給予肌筋膜組織一些外來的壓力，會讓缺水的局部組織具有重新充水的機會，這就是透過按摩可以達到的效果，因此，善用自我滾筒按摩的方法，除了可以解除肌筋膜的糾結，疏通肌筋膜通路之外，也可以達到肌筋膜重新充水的效果。

除此之外，當你激烈運動時，肌肉會用力收縮，就像是用力擰乾海綿一樣，也會把水分從肌筋膜裡面擠出去，肌肉越用力收縮，水分就被擠出去越多，運動之後除了喝水補充水分之外，最好的方法就是「休息」，一旦肌肉放鬆了，肌筋膜的壓力就消失了，那麼水分就會自然而然回到肌筋膜內，所以，越激烈的運動後，就要有越足夠的休息放鬆時間，肌筋膜才能回到充滿水分的健康狀態。

❷ **重要的營養素：**

　　＊ **維他命C**：可以避免運動後肌肉的痠痛和緊繃、幫助傷口癒合。

此外，維他命C扮演膠原蛋白合成過程中不可或缺的角色，而筋膜的主要成分就是膠原蛋白，因此維他命C對肌筋膜來說至關重要。

＊**維他命B群**：維他命B_1、B_6與能量的代謝有關係，維他命B_{12}與葉酸與紅血球的生成有關，因此簡單來說，維他命B群與能量和循環有關，而這兩者都與肌筋膜疼痛症候群的能量危機理論有關。

能量危機是因為肌筋膜持續收縮的狀態太久，導致局部肌肉壓力太大，壓迫微血管導致血液循環不良，新鮮的血液無法進入僵硬肌肉中，所以，肌肉裡面的廢物就無法被血液循環代謝出來，因此，久而久之肌肉就呈現缺氧和缺乏營養的狀態，使得肌肉緊繃的狀況更惡化，所以肌筋膜內壓力就更大，新鮮血液更無法進入了，像上述這樣的情況就稱為能量危機。

然而，維他命B_1與B_6因為與能量代謝有關，當能量代謝出現問題，當然就更容易發生能量危機，此外，若是維他命B_{12}與葉酸缺乏的話，紅血球生成就會不足，那麼血液的攜氧量就會降低，因此，只要肌肉有一點點壓迫到血管，血流循環有一點點變差，局部肌肉組織就更容易嚴重缺氧。

由此可知，維他命B群與肌筋膜疼痛症候群的形成有很大相關，而且在肌筋膜疼痛症候群的人身上可以發現，很多都有缺乏維他命B群的問題。

＊**鐵**：人體70%的鐵都存在於紅血球，鐵與血紅素的製造有關，因此，如果缺鐵的話，血紅素的攜氧能力也會不足，也會造成組織容易呈現缺氧的狀態。此外，許多含鐵的酵素與某些人體的生化反應有關，與

維持體溫有關，因此，如果缺鐵的話會容易感覺冷，這個也是肌筋膜疼痛症候群很常見的症狀。缺鐵常見於女性，尤其是某些長跑選手。

＊鋅：鋅是人體必要的微量元素，人體內有數百種含鋅酵素，參與身體蛋白質、醣類、脂肪與細胞的新陳代謝。鋅可以維持免疫機能、促進胰島素作用，鋅也是結締組織細胞內的元素之一，參與膠原蛋白的合成，因此對於皮膚修復與傷口愈合很重要，如果缺乏鋅的話，傷口就不容易愈合，結締組織也會變得脆弱。動物性食物中的鋅比植物中更容易被人體吸收，而且富含蛋白質的食物也含有豐富的鋅，例如：肉類、內臟、牡蠣、蟹貝等海產類，蛋、牛奶、乳酪、果、扁豆等。

＊鎂：鎂是一個很重要的輔酶，參與人體超過300種以上的反應，包括能量的產生、膠原蛋白質的合成、水分的平衡與細胞的新成代謝等，因此，對於肌筋膜來說，鎂也是非常重要的，而鎂主要的來源包括堅果、菇類、海藻類與礦泉水等。

＊鉀：臨床發現血液中鉀含量偏低的人，會使激痛點變嚴重，容易產生肌筋膜疼痛。其實，正常的飲食應該是鉀比鈉多，但通常一般飲食常常都是鈉比鉀多，所以其實鉀攝取不足也是很常見的現象。水果內含有大量的鉀，建議可以攝取像是香蕉或柑橘類，此外菇類、堅果、綠色蔬菜、豆類或馬鈴薯等。

❸ 良好的生活習慣：

＊睡眠：入睡的時候，人體會啟動許多自我修復的機制，當深度睡眠時，身體才會分泌生長激素，生長激素能夠促進膠原蛋白的合成，因此對於維持結締組織的健康很重要，那麼多久的睡眠才足夠呢，一般

來說需要六至八個小時，每晚八個小時的睡眠能夠提升身體全方位的機能，七個小時的睡眠還算是充足，但是，如果每晚睡不到六個小時，那身體的機能就會慢慢崩壞。

如果晚上無法得到充足睡眠，在白天時小睡片刻也能補償睡眠債，下午一點到三點之間是最佳的午睡時間，如果無法睡得很久也沒關係，小睡一下下是很好的方法，因為，區區五分鐘的小睡就已經對身體有益。研究發現二十分鐘的小睡，能夠提高警覺度、改善身體的敏捷度、增加耐力並降低壓力。晚上的睡眠時間加上白天的小睡，都是維持身體機能與肌筋膜健康的關鍵因素，因此，無論如何都要有足夠睡眠時間與良好的睡眠品質。

＊**戒菸**：吸菸會使人體內的維他命C濃度降低，這樣一來就會影響膠原蛋白的合成，此外，吸菸會使血管收縮、血液循環變差，導致筋膜氧氣與養分減少，並且會產生很多自由基，破壞身體細胞，這些吸菸的缺點都會導致肌筋膜變得不健康。

＊**戒酒**：喝酒會使人體無法好好吸收維他命B，就如前文提到的，如果缺乏維他命B的話，能量代謝就會有問題，紅血球生成也會有問題，更容易導致肌筋膜疼痛。

就算沒有明顯疼痛，也要多練肌筋膜

　　幾乎每個人都會有「不對稱」的問題，你可以試著向左與向右旋轉身體，一定會有一邊比另一邊轉起來要順暢，又或者向右與向左側彎身體，一定也會有某一邊比較容易柔軟一點。然而，如果筋膜偏離正軌太多，就會導致許多動作的障礙或者疼痛，例如，慣用右手的高爾夫球選手常需要做揮桿的動作，軀幹往左側旋轉的角度比往右側大很多，也輕鬆很多，如果不早期矯正，接下來筋膜的張力會越來越不對稱，慢慢會影響脊椎的骨骼排列，最後導致疼痛，因此筋膜的問題是需要被矯正的。那麼第一個問題來了：筋膜是可以被矯正的嗎？

稍微提高強度，就有明顯效果

　　答案是可以的，那要如何矯正呢？就是「運動」。但是低負荷和低速度的訓練無法刺激筋膜生長，如果想要改變筋膜的構造組成，則訓練的強度就必須要高到能夠刺激到筋膜，此外，訓練的總量與筋膜訓練的效果沒有正比關係，也就是說不需要重複很多次訓練，少少的幾次訓練就會有效，筋膜訓練有效的關鍵在於訓練的強度，因此稍微提高強度，就會有比較好的效果。

　　那麼，假設你是萬中選一、筋膜標準到可以當模範生的類型，那是否就不需要訓練筋膜了呢？錯！每個人都需要訓練筋膜，因為人體不只有器官會變老，骨頭會變老，筋膜也是會變老的！根據研究發現，年輕時的筋膜是纖維排列規則且有彈性，隨著年紀增長，老年人的筋膜就變得排列混亂且彈性不良。所以，筋膜訓練每個人都需要，無論年齡都需要持續訓練。

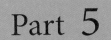

Part 5

最常見的10個
肌筋膜疼痛部位

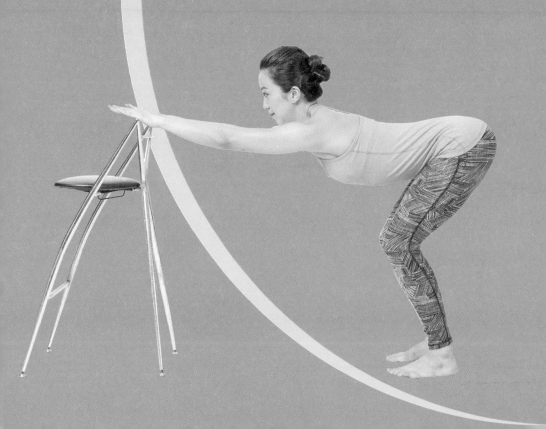

1 頸部疼痛

Dr.Tu的診斷書

頸部疼痛是非常普遍的問題，無論是上班族、家庭主婦或勞動工作者都容易發生，上班族主要是因為使用電腦的姿勢不良，例如聳肩、下巴往前凸、低頭看螢幕等，長期累積下來，頸部的肌肉因為持續收縮、沒有足夠的放鬆，變得越來越緊繃僵硬的狀態。

特別注意 不只錯誤姿勢導致頸部肌肉僵硬，才需要放鬆頸部，若是日常中手臂一直反覆的提、拉、撐等動作，也會造成頸部周圍的肌肉代償性的僵硬。

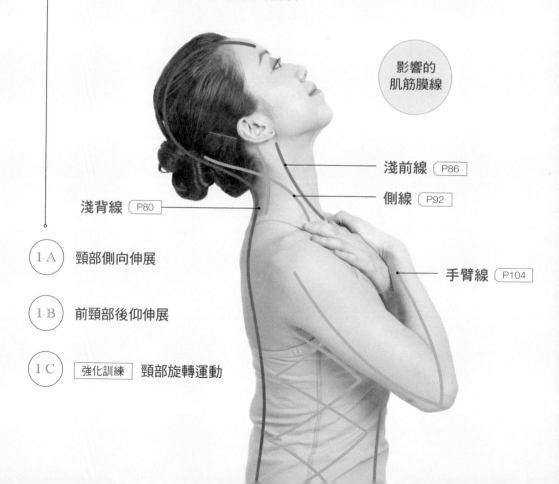

影響的
肌筋膜線

淺前線 P86

側線 P92

淺背線 P80

手臂線 P104

(1-A) 頸部側向伸展

(1-B) 前頸部後仰伸展

(1-C) 強化訓練 頸部旋轉運動

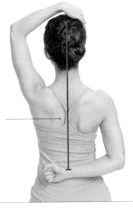

頭、頸、胸三點維持在一直線上。

正面

背面

1 右手放到背後，手肘彎曲90度，左手輕按頭。

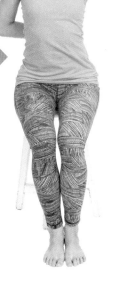

2 左手手掌輕壓頭部，讓頭向左微微側彎，再慢慢回正，換邊。

停留**15**秒

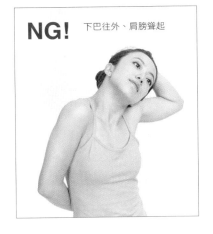

NG! 下巴往外、肩膀聳起

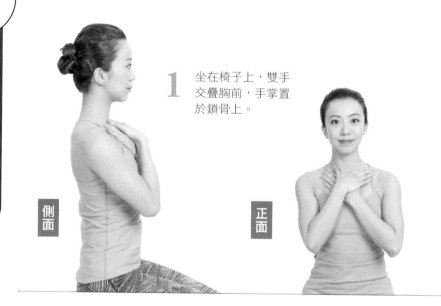

1 坐在椅子上，雙手交疊胸前，手掌置於鎖骨上。

側面　　正面

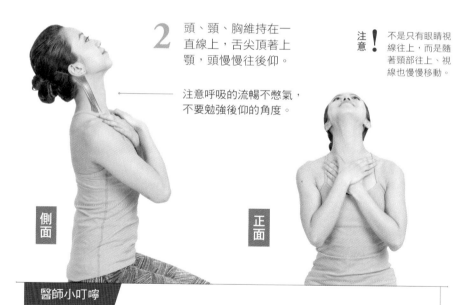

2 頭、頸、胸維持在一直線上，舌尖頂著上顎，頭慢慢往後仰。

注意呼吸的流暢不憋氣，不要勉強後仰的角度。

注意 ❗ 不是只有眼睛視線往上，而是隨著頸部往上、視線也慢慢移動。

側面　　正面

醫師小叮嚀

頸部後仰的過程中，如果出現麻痛放射到手臂的話，表示可能有頸椎神經根壓迫的症狀，必須停止這個動作。

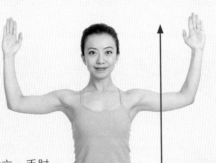

1 後背貼牆站立，手肘彎曲呈90度，指尖約與頭頂同高。

POINT！

想像量身高的感覺，脊椎往上伸展。

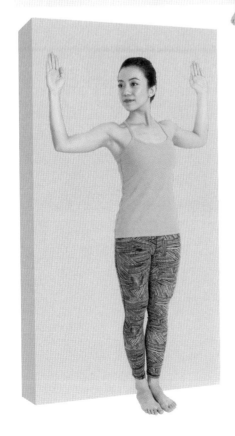

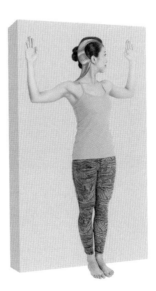

POINT！

旋轉的過程中，視線維持水平。

2 脖子往右轉到極限，停留約5秒，回正，然後再轉另一邊。

2 上背疼痛

Dr.Tu的診斷書

上背是低頭族或者駝背族最常見的疼痛點，因為這些不良的姿勢都會造成上背部肌肉需要收縮、協助頸部肌肉支撐頭部的重量，又或者上半身肌力訓練過度者，都會導致上背部肌肉緊繃無法放鬆，並感到後背「卡卡、緊緊」的。

特別注意 可以選擇坐在椅子上伸展上背，或是站起來扶著桌沿做貓式伸展，以上兩個都是平時在辦公室可做的肌筋膜放鬆的動作。在家中可以做強化上背肌筋膜的天鵝式，鍛鍊肌筋膜恢復彈性，避免時不時就覺得背後又卡又緊。

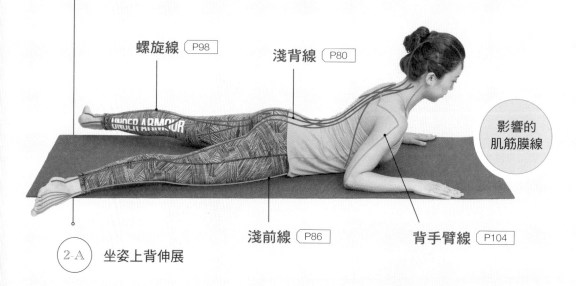

螺旋線 P98　　淺背線 P80　　影響的肌筋膜線

淺前線 P86　　背手臂線 P104

2-A　坐姿上背伸展

2-B　貓式伸展

2-C　強化訓練　天鵝式預備式

1 雙手往左右平舉、平行展開成一直線。

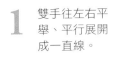 骨盆、膝蓋及腳都朝向正前方，動作過程中不要扭轉。

旋轉過程中雙臂盡量維持一直線。

2 旋轉身體，右手沿著左小腿外側慢慢往下延伸，左手指向天花板。

POINT！

上背部有伸展開的感覺。

停留**10～15**秒

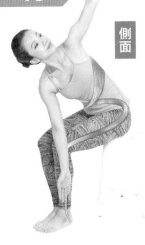

正面

側面

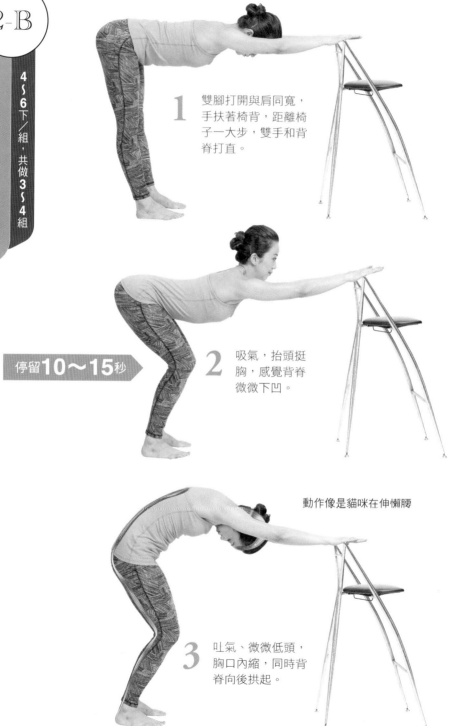

貓式伸展

4～6下／組，共做3～4組

1 雙腳打開與肩同寬，手扶著椅背，距離椅子一大步，雙手和背脊打直。

停留**10～15**秒

2 吸氣，抬頭挺胸，感覺背脊微微下凹。

動作像是貓咪在伸懶腰

3 吐氣、微微低頭，胸口內縮，同時背脊向後拱起。

1 雙腳打開與肩同寬，腳呈外八姿勢趴在地上，手肘彎曲，雙手放在肩膀正下方。

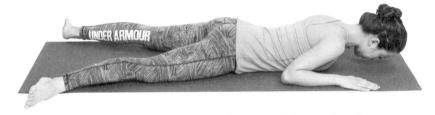

醫師小叮嚀

腳呈外八姿勢的目的：減少腰椎壓力，尤其是腰椎開過刀、患有腰椎疾病，或者有明顯下背疼痛的人，正確的擺位減少腰椎壓力是非常重要的。

2 先吸氣，吐氣時慢慢抬起頭和胸部；肋骨最下緣不離開地面，維持雙肩穩定。

▶▶▶ 再次吸氣，維持姿勢不動，接著吐氣，回到 **1** 的姿勢。

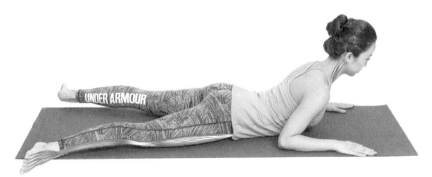

POINT！ 維持頭、頸、胸一直線，不要往某一側歪斜，用背部的力量抬起。

3　手肘疼痛

Dr.Tu的診斷書

手肘疼痛的好發族群，是日常生活和工作中「重複性動作」過多的人，例如每天打掃或提菜、切菜的主婦，以及飲料店員工、電腦繪圖的美編等。此外，過度訓練的選手也是高危險族群，包括羽毛球、高爾夫球、網球選手等。

特別注意　一開始是工作或者運動一段時間之後，才會感覺到疼痛，嚴重的時候只要手用力抓握東西就會痛。手肘的問題通常一開始只是輕微發炎疼痛，所以常常被忽略，但拖到最後就會變成慢性的肌腱發炎病變，肌腱變得脆弱且不健康不容易痊癒，所以要特別小心。

前手臂線　P104

背手臂線　P104

影響的肌筋膜線

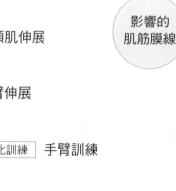

3-A　三頭肌伸展

3-B　前臂伸展

3-C　強化訓練　手臂訓練

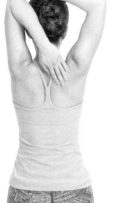

1 左手往後輕碰右肩胛骨上緣，右手在頭頂上方，輕碰左手肘。

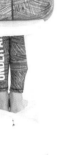

停留**15**秒

2 右手將左手肘往右方輕拉，感覺左手的三頭肌被伸展。

▶▶▶ 放鬆歸位後，換邊重複一次。

NG! 注意不要駝背，頭可隨著往左右略移動，但不可往前傾。

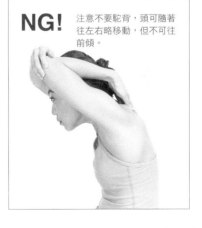

醫師小叮嚀

在伸展三頭肌的時候，身體也慢慢地向另一邊傾斜的話，可以同時伸展到身體側面的肌筋膜。

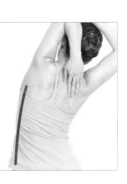

3-B

前臂伸展

4~6下／組，左右各1組

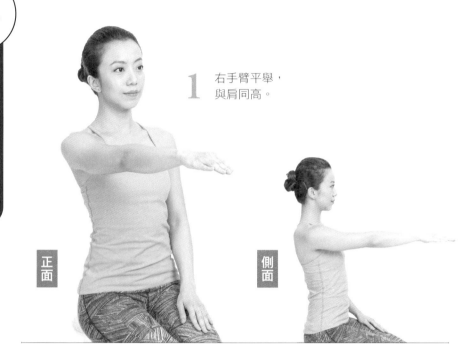

1 右手臂平舉，
　與肩同高。

正面

側面

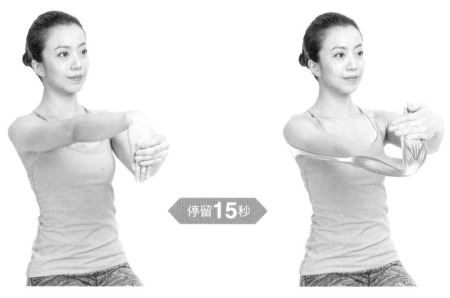

停留**15**秒

2 右手掌心朝向自己，
　指尖朝下，左手輕壓
　右手背。

3 右手掌心向前，指尖朝上，
　左手輕壓掌心、往自己的方
　向推。做完後左右手互換。

1 右手掌纏繞彈力帶、從虎口穿出，掌心向上，手腕與手臂保持水平，彈力帶另一端用腳踩住，維持些微張力。

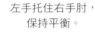

左手托住右手肘，保持平衡。

2 手腕彎曲，將彈力帶拉起，再用很慢的速度放鬆。

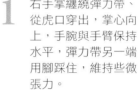

CHECK！

將彈力帶交叉、繞過虎口。

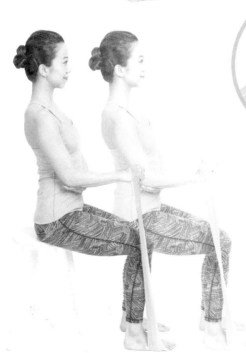

3 同上述動作，改成掌心向下，握拳抓穩、將彈力帶拉起。

4 腰部疼痛

Dr.Tu的診斷書

腰痛的原因非常多，最常見的腰痛，是因為長期姿勢不良導致容易彎腰駝背，例如需要久坐或者久坐、常常必須彎腰的工作，以及工作中需要搬運重物，像是幼稚園老師、上班族、空姐、看護等職業，都是容易腰痛的職業。

特別注意 腰部是核心肌群的最關鍵部位，腰有問題會連帶影響到上肢與下肢，所以一有問題絕對不能輕忽。長時間姿勢不良或勞動，容易使身形歪斜、腰背肌肉兩側受力不均、緊繃，因此一定要適時做各個面向的腰部伸展動作和肌筋膜訓練。

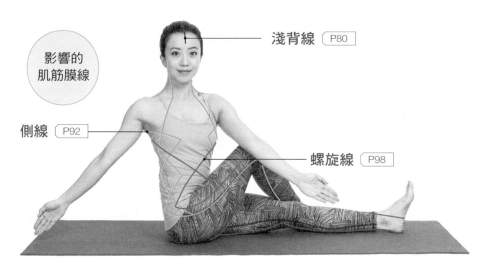

影響的
肌筋膜線

淺背線 P80

側線 P92

螺旋線 P98

4-A 門閂式側伸展   4-B 軀幹螺旋伸展

4-C 強化訓練 脊椎扭轉運動

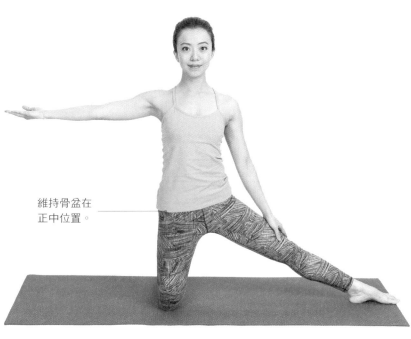

維持骨盆在
正中位置。

1 上半身挺直，右手平舉與肩同高，
右腳單膝跪地，左腳伸直踩地。

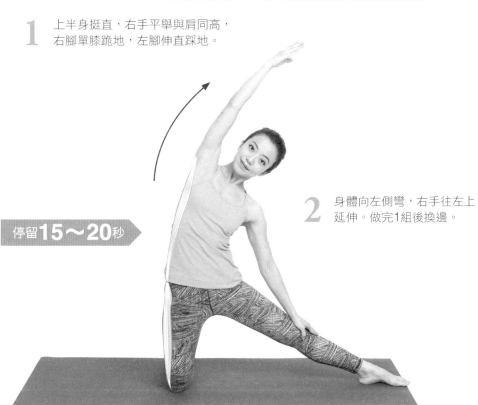

2 身體向左側彎，右手往左上
延伸。做完1組後換邊。

停留15～20秒

4～6下／組，左右各1組

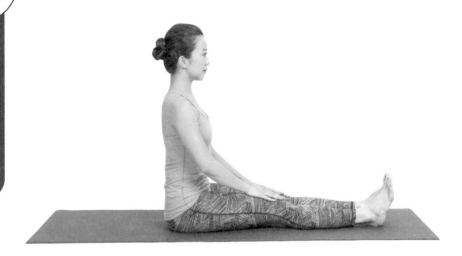

1 上半身挺直,兩腿往前平伸坐在地上。

POINT!

背脊挺直,感覺脊椎向上伸展,臀部盡可能不扭轉,維持核心穩定。

停留**10～15**秒

感覺右膝蓋和左手肘互相拮抗。

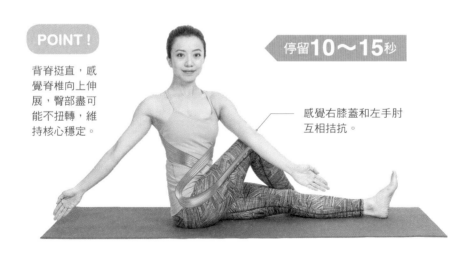

2 右腳跨過左腳、曲膝立起踩地。上半身向右轉,右手臂伸直往外延伸,左手臂在右膝外側伸直延伸。

1 左手肘枕在頭下，側躺，
滾筒放在身體前方。

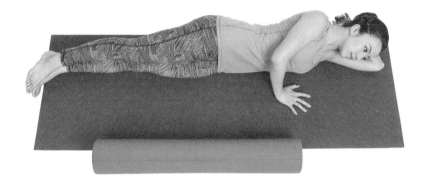

2 右腳跨在滾筒上，
另一腳伸直，手輕
鬆放在地板上。

▶▶▶ 由腰間（坐骨處）
朝膝蓋方向往前推，右
腳順著滾筒移動。

POINT！ 頭、胸、臀部必
須維持一直線。

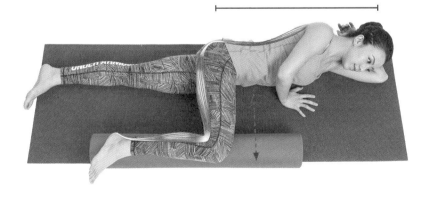

5 臀部疼痛

側線 P92

淺背線 P80

5-A 趴姿臀肌伸展　　5-B 坐姿臀肌伸展

影響的
肌筋膜線

側線 P92

淺背線 P80

5-A 趴姿臀肌伸展

4～6下／組，左右各1組

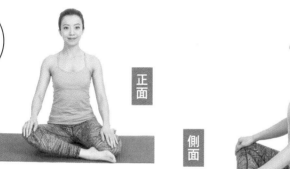

正面

側面

注意背部打直，上半身不要扭轉。

1 疼痛的那一側腳向前盤坐，另一側髖關節打開，小腿向後。

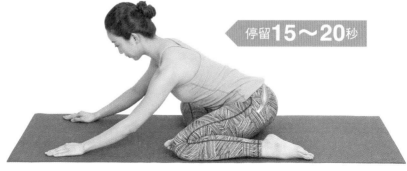

停留**15～20**秒

2 上半身往前傾，胸部儘量靠近大腿，雙手向前延伸，感覺右腳和臀部肌肉伸展開來。

Dr.Tu的診斷書

臀部問題好發於坐姿不正,例如習慣翹腳坐或者長時間坐著,尤其是坐姿不正時,兩側肌肉張力不對稱,肌肉拉扯的情況會更為嚴重。此外,日常中反覆高抬腿或踢腿,也會容易導致臀部肌肉、韌帶拉傷,或者坐骨滑囊發炎,例如舞者、空手道或者跆拳道的運動員。

特別注意 臀部受傷的人常常會感覺屁股隱隱作痛,變換姿勢也還是不舒服,坐越久越難受,站起來走一走可能稍微舒服一點點,但是一旦有跑跳等動作,又會使症狀更為嚴重。

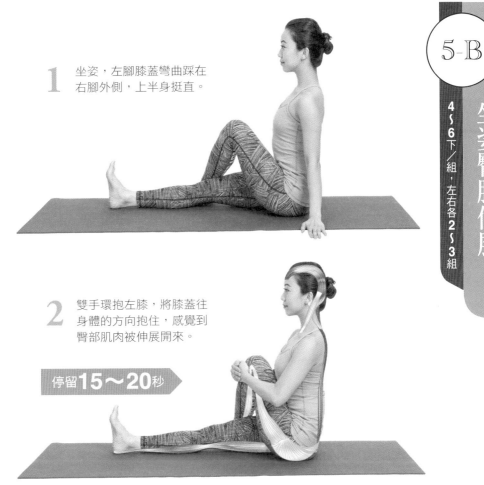

5-B

坐姿臀肌伸展

4～6下／組,左右各2～3組

1 坐姿,左腳膝蓋彎曲踩在右腳外側,上半身挺直。

2 雙手環抱左膝,將膝蓋往身體的方向抱住,感覺到臀部肌肉被伸展開來。

停留**15～20**秒

6 大腿疼痛

Dr.Tu的診斷書

長時間坐著，容易使大腿後側肌肉縮短、緊繃，所以辦公室族群
不只臀部，大腿也會出現問題；不常運動的人，在突然激烈運動
之後，也會出現大腿疼痛的問題。此外，短跑選手容易拉傷大腿
後側肌肉、長跑運動者則常出現內側大腿緊繃的問題。

特別注意 當大腿已經感覺到緊繃、痠痛，表示肌肉已經有輕微發炎
的現象，一旦演變為「疼痛」，就已經表示肌肉已經拉傷
了！所以在初期只有大腿肌肉痠緊時，就應該開始伸展拉
筋或者訓練。

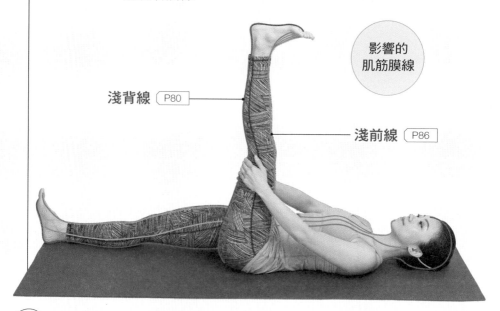

影響的
肌筋膜線

淺背線 [P80]

淺前線 [P86]

6-A 大腿前側、內側、後側伸展

6-B 強化訓練 大腿筋膜

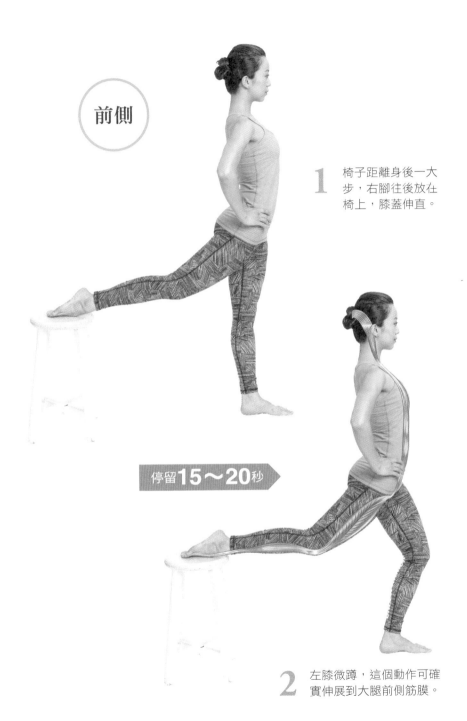

前側

1 椅子距離身後一大步，右腳往後放在椅上，膝蓋伸直。

停留**15～20**秒

2 左膝微蹲，這個動作可確實伸展到大腿前側筋膜。

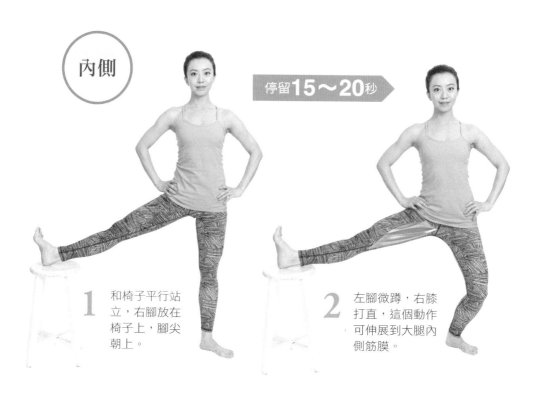

內側

停留**15～20**秒

1 和椅子平行站立，右腳放在椅子上，腳尖朝上。

2 左腳微蹲，右膝打直，這個動作可伸展到大腿內側筋膜。

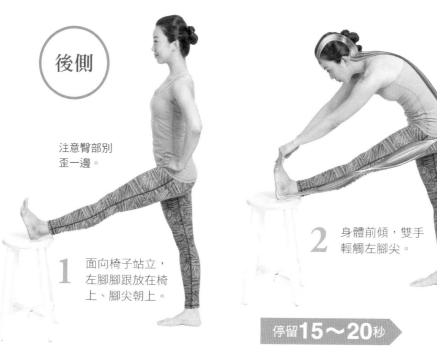

後側

注意臀部別歪一邊。

1 面向椅子站立，左腳腳跟放在椅上、腳尖朝上。

2 身體前傾，雙手輕觸左腳尖。

停留**15～20**秒

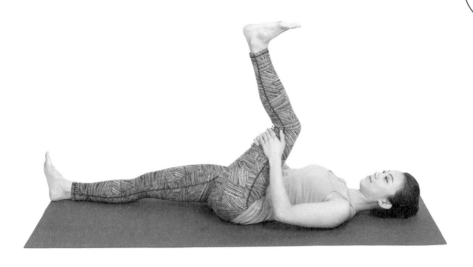

1 仰躺，左腿舉起，膝蓋微微彎曲，
雙手抱住左大腿後側。

停留15～20秒

POINT！

伸直時，要注
意腳底朝上。

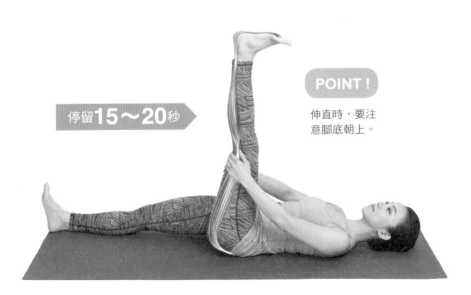

2 左大腿用力伸直，朝向天花板，
再放鬆回到原本1的彎曲姿勢。

7 髖部疼痛

Dr.Tu的診斷書

久站的人髖關節的外側會比較緊，久坐的人髖關節前側比較緊，喜歡翹腳坐的人髖關節則容易卡住；跑步太多又沒有伸展的習慣，你會發現自己走路抬腳時，大腿外側筋膜會摩擦髖部骨頭、發出聲音，甚至出現疼痛，尤其是髖關節彎曲伸直的時候疼痛會加重。此外，跆拳道、空手道、舞蹈等，需要高踢腿或者單腳站的運動，也非常容易導致髖關節受傷。

特別注意 如果髖關節緊繃，後續有可能會導致髖關節軟骨損傷，所以走路時感覺髖部緊繃、甚至有聲音，就應該開始伸展，有疼痛就應該馬上就醫了！

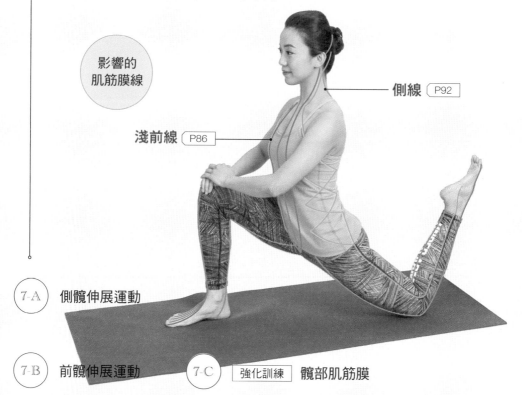

影響的肌筋膜線

側線 P92

淺前線 P86

7-A 側髖伸展運動

7-B 前髖伸展運動　　7-C 強化訓練 髖部肌筋膜

1　像是準備起跑的姿勢，左腳在前踩在
地上、右腳在後，雙手扶地。

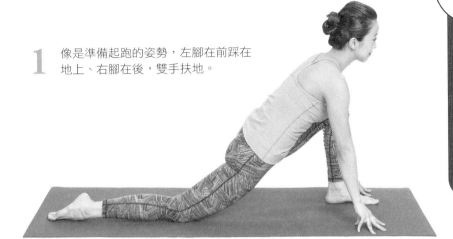

2　左腳膝蓋向外，大腿慢慢放下貼地，
身體隨之往下，感覺左腳髖部外
側有被伸展的感覺。

停留15～20秒

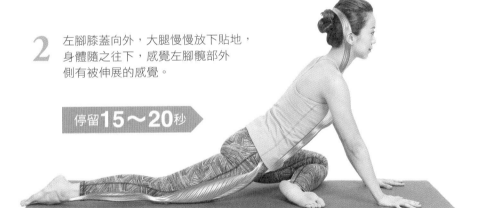

醫師小叮嚀

這個動作若覺得難度較高、或者平常在辦公室裡，
可以改成前腳放在桌子或椅子上。

7-B

前髖伸展運動

4～6下／組，左右各1組

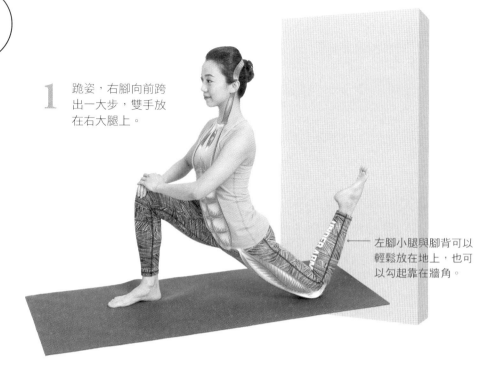

1 跪姿，右腳向前跨出一大步，雙手放在右大腿上。

— 左腳小腿與腳背可以輕鬆放在地上，也可以勾起靠在牆角。

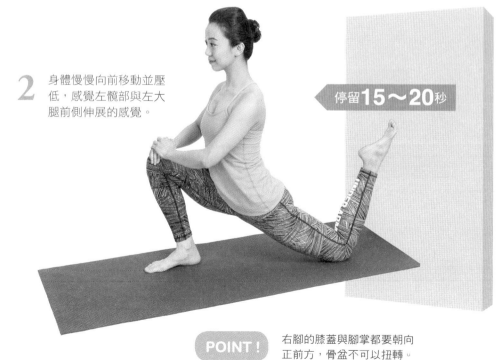

2 身體慢慢向前移動並壓低，感覺左髖部與左大腿前側伸展的感覺。

停留15～20秒

POINT！ 右腳的膝蓋與腳掌都要朝向正前方，骨盆不可以扭轉。

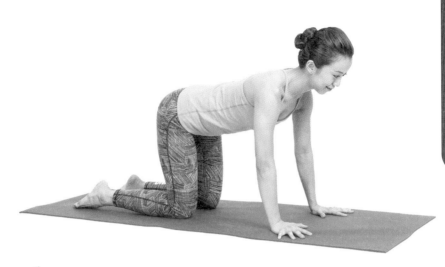

1 呈四足跪姿撐地，頭、頸和軀幹呈一直線，肚子微收。

停留**10**秒

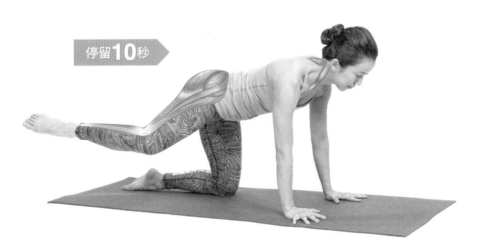

2 右腳髖關節向外抬起、展開到極限，再慢慢放下，換腳。

8 小腿疼痛

Dr.Tu的診斷書

長時間站立或走路後，小腿肌肉緊繃疼痛，又或者穿著高跟鞋後，導致小腿肌肉短縮緊繃；此外，如籃球、羽毛球、網球、跑步等等，需要衝刺急停、變換方向或者跳躍的運動，常常也會造成小腿肌肉的過度使用而發炎疼痛。

特別注意 小腿痠痛是很常見的問題，一旦感到緊繃就應該開始伸展小腿，症狀大多會立即緩解；如果小腿疼痛大於48小時，表示肌肉發炎比較嚴重，如果小腿出現腫脹或者一壓就很痛的話，表示小腿肌肉拉傷，應該立即就醫喔！

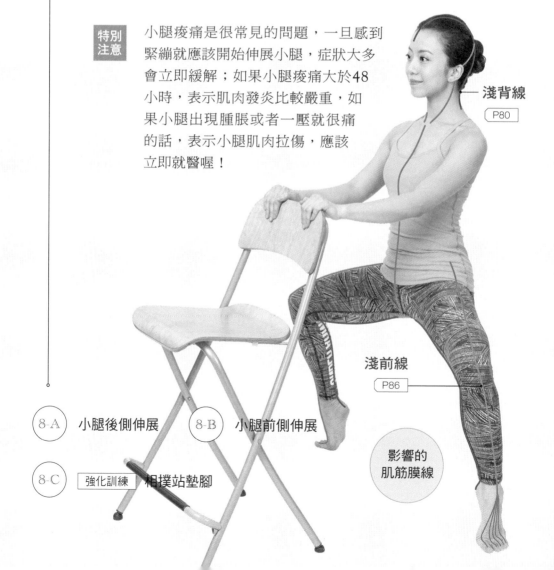

—— 淺背線
P80

淺前線
P86

8-A 小腿後側伸展　　8-B 小腿前側伸展

8-C 強化訓練 相撲站墊腳

影響的
肌筋膜線

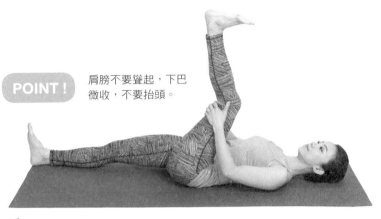

POINT！　肩膀不要聳起，下巴微收，不要抬頭。

1　正面朝上平躺，左腳高舉，雙手抱住大腿，腳掌朝向天花板。

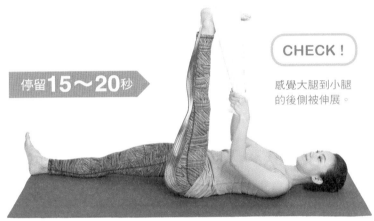

停留15～20秒

CHECK！

感覺大腿到小腿的後側被伸展。

2　毛巾或浴巾套著足弓，雙手拉住毛巾兩端。膝蓋伸直，輕輕拉毛巾，把腳板往地板的方向帶。

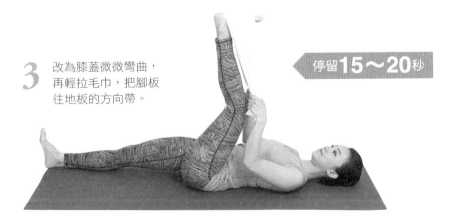

3　改為膝蓋微微彎曲，再輕拉毛巾，把腳板往地板的方向帶。

停留15～20秒

8-B

小腿前側伸展

4〜6下／組，左右各2組

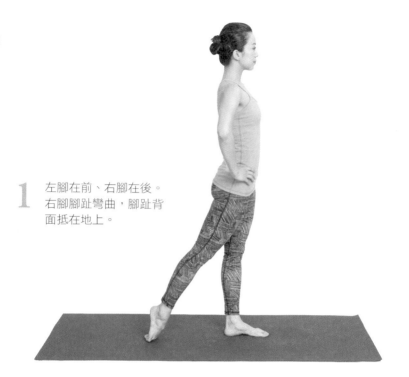

1 左腳在前、右腳在後。右腳腳趾彎曲，腳趾背面抵在地上。

CHECK！

此動作可以穿鞋做，腳趾比較不痛。

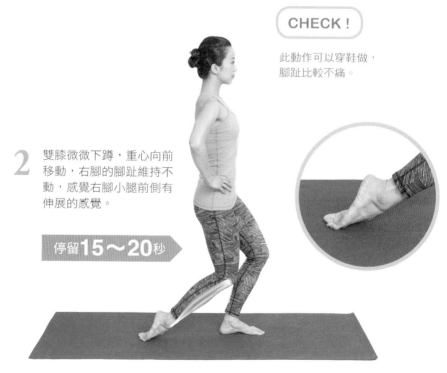

2 雙膝微微下蹲，重心向前移動，右腳的腳趾維持不動，感覺右腳小腿前側有伸展的感覺。

停留15〜20秒

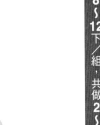
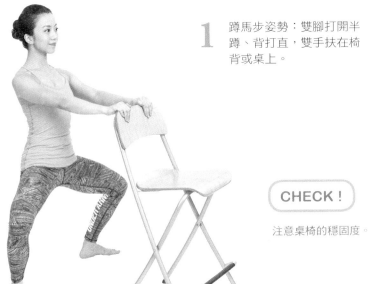

1 蹲馬步姿勢：雙腳打開半蹲、背打直，雙手扶在椅背或桌上。

CHECK！

注意桌椅的穩固度。

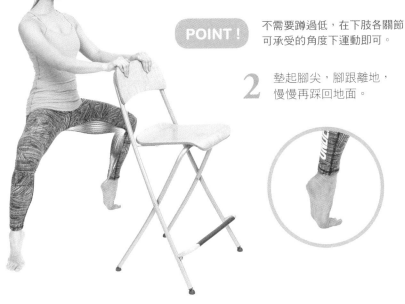

POINT！ 不需要蹲過低，在下肢各關節可承受的角度下運動即可。

2 墊起腳尖，腳跟離地，慢慢再踩回地面。

▶▶▶ 雙腳膝蓋伸直，站起。然後再蹲回 **1** 的動作，重複 **2** 。

⑨ 膝蓋疼痛

Dr.Tu的診斷書

人體在站立，行走或跑步時，膝關節承受的重量是體重的好幾倍，因此，膝蓋是一般人最容易受傷的關節，也是運動傷害最常見的位置。

特別注意 除了膝關節本身會損傷發炎之外，因為膝關節往上經由大腿連結髖關節，髖或踝關節有問題，亦或是大腿或小腿肌肉受傷，也會連帶影響到膝關節，造成膝蓋疼痛。

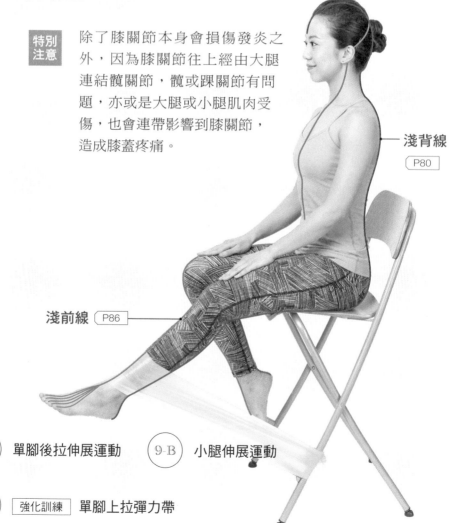

淺背線 P80

淺前線 P86

9-A 單腳後拉伸展運動　　9-B 小腿伸展運動

9-C 強化訓練 單腳上拉彈力帶

4～6下／組，左右各1組

單腳後拉伸展運動

1 左腳站立，右腳往後勾起，右手抓住腳背。

注意 **!** 如果單腳站立不穩，可單手扶牆。

CHECK！

維持在屁股的高度。

停留**15～20**秒

2 右手抓住腳背時，往屁股與天花板的方向拉，感覺大腿前側與小腿前側有被伸展開的感覺。

醫師小叮嚀

這個動作除了可以伸展大腿與小腿前側，也可以放鬆活化髖關節。

小腿伸展運動

4～6下／組，左右各1組

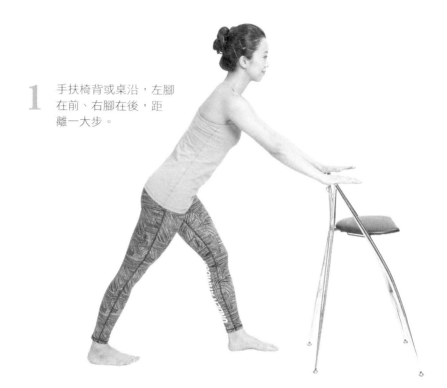

1 手扶椅背或桌沿，左腳在前、右腳在後，距離一大步。

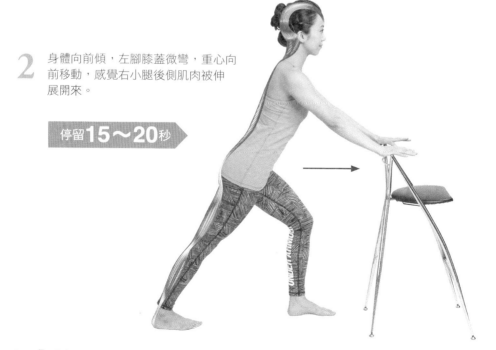

2 身體向前傾，左腳膝蓋微彎，重心向前移動，感覺右小腿後側肌肉被伸展開來。

停留**15～20**秒

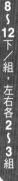

強化訓練

單腳上拉彈力帶

8〜12下／組，左右各2〜3組

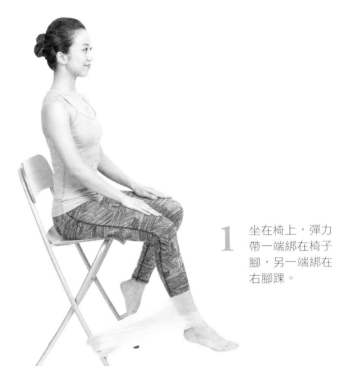

1 坐在椅上，彈力帶一端綁在椅子腳，另一端綁在右腳踝。

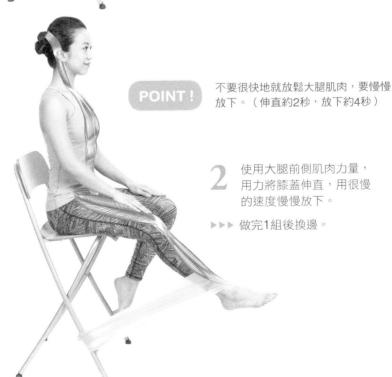

POINT！ 不要很快地就放鬆大腿肌肉，要慢慢放下。（伸直約2秒，放下約4秒）

2 使用大腿前側肌肉力量，用力將膝蓋伸直，用很慢的速度慢慢放下。

▶▶▶ 做完1組後換邊。

膝蓋疼痛 155

10 肩膀疼痛

Dr.Tu的診斷書

因為工作姿勢不良，例如習慣駝背、聳肩，會造成肩胛骨向上聳起且向後翹起，導致肩胛周圍肌肉痠痛。常需要提重物（買菜），或者抬手等動作（刷油漆、切菜、炒菜），這些都容易導致肩關節肌腱發炎。

特別注意 最明顯的症狀就是手一舉高過頭就會疼痛，又或者伸手拿遠一點的東西就會疼痛。此外，需要舉手擊球的運動也容易發生肩膀的問題，例如羽毛球、網球發球和排球扣球。想改善肩膀疼痛必須注意姿勢，避免駝背或聳肩，也不要過度使用手臂，平時就要常常拉筋伸展。

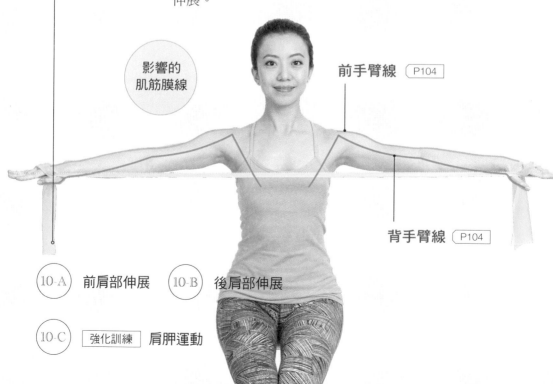

影響的
肌筋膜線

前手臂線 [P104]

背手臂線 [P104]

(10-A) 前肩部伸展 　(10-B) 後肩部伸展

(10-C) [強化訓練] 肩胛運動

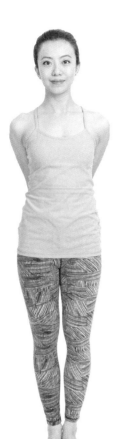

1 自然站姿，雙手在身後交握，拇指朝前。

正面

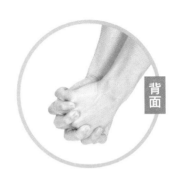

背面

腹肌微微用力收緊，注意腰椎部位不要過度向前推出。

2 雙手向後延伸、向上提拉，胸骨向前並向上挺出，感覺肩膀後側肌肉、前三角肌和胸大肌被伸展。

停留**15～20**秒

如果手心貼合交握很勉強，也可以十指輕鬆扣住即可。

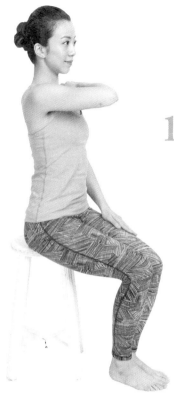

10-B

後肩部伸展

4〜6下／組，左右各2組

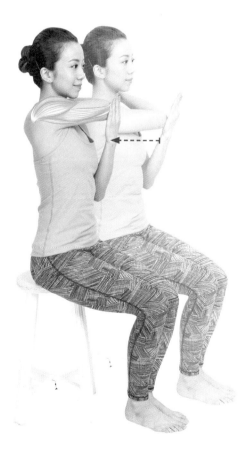

1 右手肘微微彎曲，
搭在左肩上。

停留 **15〜20** 秒

2 左手放在右手肘，
往身體方向輕壓，
感覺到肩膀後側肌
肉和上背的肌肉被
伸展。

1　將彈力帶纏繞在雙手，從虎口穿出，雙手打開比肩略寬。

2　雙手向外拉開彈力帶，維持肩胛微微下壓的感覺，肩胛之間肌肉收縮，將兩邊肩胛骨慢慢拉進。

POINT !

雙手打開最多到180度，不要過度往後，會讓肱骨頭突出，肩關節更不穩定。

醫生這樣說：如何正確纏繞彈力帶？

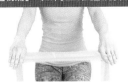

❶ 手心朝下，用拇指和其餘四指夾住彈力帶。（距離可自行斟酌）

❷ 由內往外翻轉手掌，將彈力帶從指尖前繞過，掌心朝上。

❸ 手掌往內翻，手背朝上，彈力帶已經繞過虎口，抓緊即可做伸展。

其實身體最大的系統，不是循環系統，也不是神經系統，肌筋膜系統才是佔身體組成最大的比例，肌筋膜幾乎遍佈身體各個部位，除了肌肉之外，筋膜的種類太多．分佈太廣，例如：淺層筋膜．肌肉間的筋膜．臟器旁的筋膜．腱膜．韌帶或者肌腱等等。同樣是筋膜，他們的密度跟筋膜內纖維的排列規則性有很大的差別。

筋膜會配合個人習慣而生長

筋膜系統除了分佈很廣、性質差異很大之外，另外一個特色就是筋膜系統有超強大的順應性，筋膜的可塑性非常高，它會根據你日常生活的形態與習慣，慢慢的變形成最適合的樣子，筋膜適應性在運動選手身上最容易發現，例如標槍選手，因為都做同一個方向的旋轉，久而久之身體的筋膜就順應這個趨勢，變成斜向旋轉的模樣，相對的，如果肌肉都沒有用力，例如太空人在無重力的狀態之下生活一段時間的話，身體的筋膜就有很大的改變，這就是筋膜順應性(adaption)。一個人身上筋膜所呈現的狀態，就是身體「靜態姿勢」與「動態活動」對筋膜長期影響累積下來的總和結果。

根據研究結果顯示，每半年大約有30%的筋膜會被汰舊換新，一年就可以汰換50%，兩年大約可以汰換75%，所以，雖然說筋膜可以不斷新生去適應外來的張力或壓力，但是，筋膜適應的速度其實是非常慢的！因此，對筋膜的伸展訓練的成果不能夠有錯誤的期待，不能期待筋膜會一、兩周就練好，甚至一、兩個月都不嫌多，必須要持續「半年」以上的時間，要多點耐心，千萬不要練個一、兩個月沒效果就半途而廢。

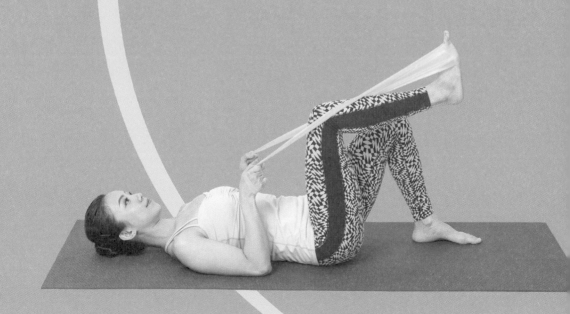

Part 6

15個痛症的
肌筋膜運動治療

11 五十肩

Dr.Tu的診斷書

肩帶是我們全身活動度最大的關節之一,可能由於某次用力過猛或動作失當,而引起內部組織撕裂受傷,日積月累下來導致肩關節內的肌腱韌帶變得脆弱,再加上隨年齡增加,血液循環和修復能力漸漸下降,最後導致肩關節囊整個發炎然後沾黏。

 特別注意 患者通常會感到肩關節疼痛,且各個方向的關節活動度都減小,例如:舉手無法過肩,反手只能到臀部高度,晚上睡覺時更覺痠痛難耐,尤其是壓到患側肩膀時甚至會痛醒。五十肩最好的治療方法就是伸展,這樣才能解開肩關節的沾粘。

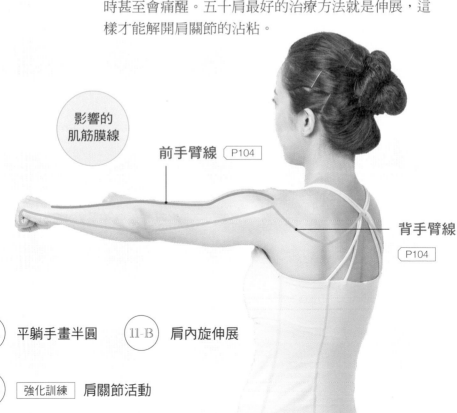

影響的
肌筋膜線

前手臂線 P104

背手臂線 P104

11-A 平躺手畫半圓　　11-B 肩內旋伸展

11-C 強化訓練 肩關節活動

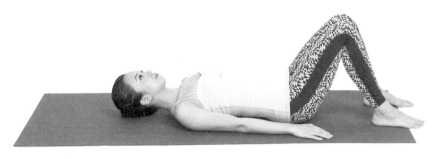

1 平躺，雙腳曲膝，雙手放在大腿旁邊。

POINT ! 下巴微收，身體躺直，不要歪一邊。

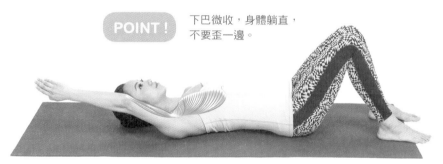

2 右手臂慢慢舉起越過頭頂，指尖朝前，像是在空中畫半圓弧。

NG!

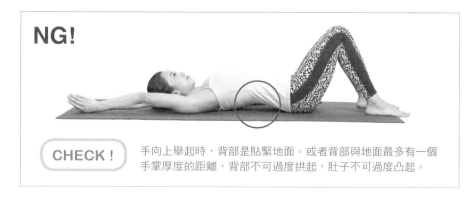

CHECK ! 手向上舉起時，背部是貼緊地面。或者背部與地面最多有一個手掌厚度的距離，背部不可過度拱起，肚子不可過度凸起。

11-B

肩內旋伸展

6～8下／組，左右各2～3組

1 側躺在枕頭上，身體下方的右手臂手肘彎曲，手掌向下。

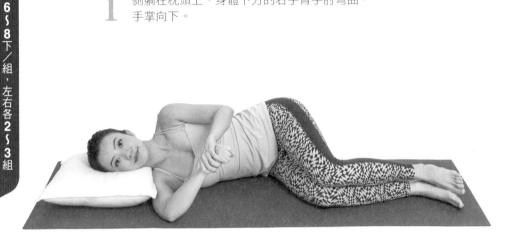

2 左手放在右手手腕上，往地板的方向輕壓，到極限處停留5秒。

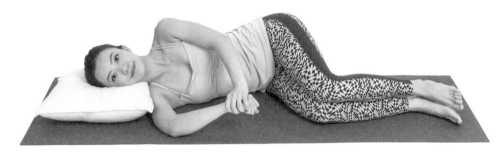

POINT！ 頭、頸和軀幹保持呈一直線，頸椎才不會受傷。

醫師小叮嚀

下壓到角度極限處，會有緊繃的感覺，但絕不是感覺痛才有效。
若感覺到痛，表示身體已無法承受這個角度，千萬不要勉強。

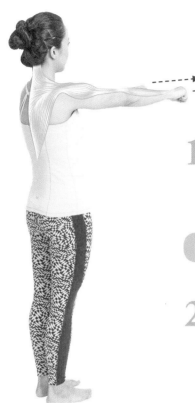

1 眼睛直視前方，下巴、小腹微收，肩膀位於正中位置上。雙手向前平舉，儘量向前延伸，感覺手臂的骨頭遠離肩關節（肩膀前伸）。

POINT！ 肩膀的正中位置：肱骨上端的中心點在耳朵垂直線下方。

2 雙手儘量向後收回，感覺手臂的骨頭縮回肩關節內，肩胛骨向後向內滑動（肩膀後縮）。

3 雙手自然垂放身體兩側，接著雙肩儘量向上聳起，感覺肩膀貼近耳朵（肩膀上抬）；之後雙肩儘量下壓，感覺肩膀遠離耳朵（肩膀下壓）。

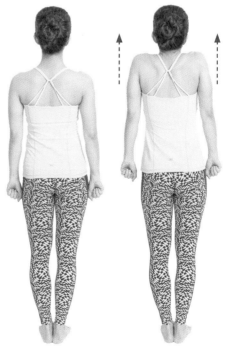

12 膏肓痛

Dr.Tu的診斷書

膏肓疼痛最明顯的症狀是，兩邊肩胛骨的中間感覺緊繃痠痛，若緊繃的肌肉遲遲未舒緩，疼痛會延伸至前胸，甚至會感覺到胸悶、胸痛、呼吸不順暢等類似心臟病的狀況。通常與姿勢不良相關，例如：低頭、下巴前突、駝背、腰椎前凸等。

特別注意 某些膏肓疼痛可能是因為頸椎問題引起的，疼痛從後頸部放射到上背部，甚至伴隨手臂麻木等症狀，如果遇到這種情況，就不是單純的伸展可以改善，建議要就盡快醫治療。

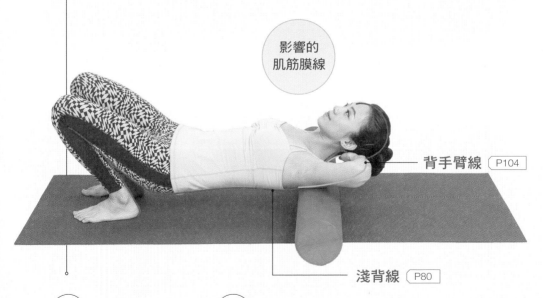

影響的肌筋膜線

背手臂線 P104

淺背線 P80

⑫-A 圓背伸展背脊　　⑫-B 滾筒放鬆背脊

⑫-C 強化訓練 划船運動

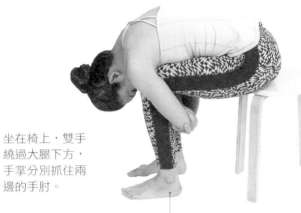

1 坐在椅上，雙手繞過大腿下方，手掌分別抓住兩邊的手肘。

膝蓋及腳跟，維持在正中一直線。

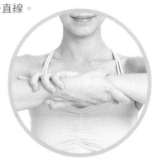

如果無法抓住兩邊手肘，也可雙手互相拉住手腕即可。

停留**10〜15**秒

POINT！

手要抱緊、下巴微收，視線看向雙腳中間，不是抬頭看前面。

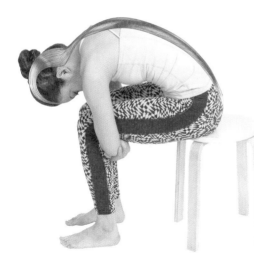

2 背脊自然朝上拱起，想像如「C」字型。

滾筒放鬆背脊

每回 **1～2** 分鐘，共做 **2～5** 回

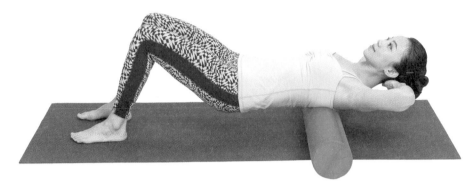

1 躺在滾筒上，位置約在兩邊肩胛骨的連線上，
雙腳彎曲打開與肩同寬，踩穩地面。

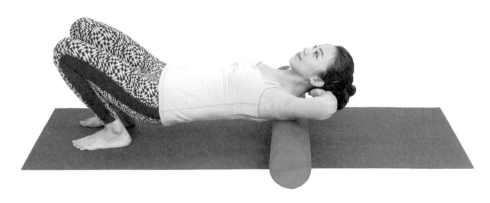

2 背部抬高離地，從肩胛骨上緣到下緣，來回滾動滾筒，
直到背部感覺放鬆。

醫師小叮嚀

滾筒可以改成花生米狀的按摩器材，可以直接按摩胸椎兩邊的肌肉。
如果沒有專業器材，也可以自製，用襪子包住兩顆網球再綁緊即可。

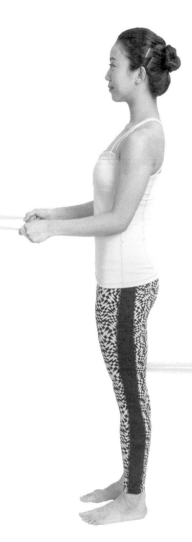

1 將彈力帶的中點綁在柱子上，雙手掌心相對，手肘彎曲90度，各自拉彈力帶兩端。

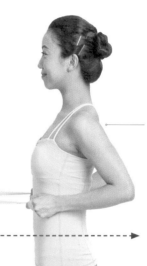

肩胛後背的肌肉用力。

停留**3～5秒**

2 將彈力帶向後拉，感覺兩邊肩胛互相靠近，停留3～5秒後，再用很慢的速度放鬆，回到**1**的位置。

13 腕隧道症候群

(13-A) 手腕正中神經鬆動運動　(13 B)　強化訓練　手指伸展運動

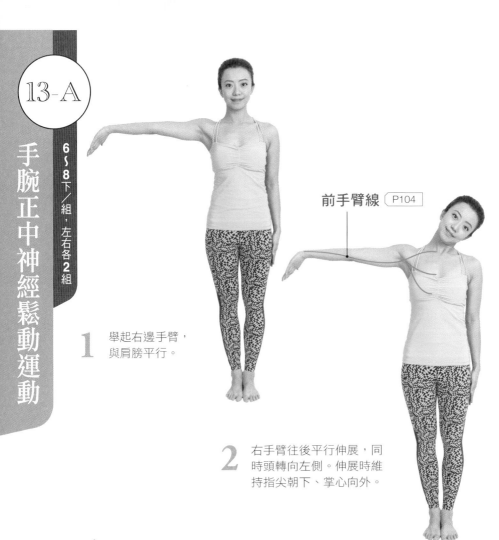

13-A

手腕正中神經鬆動運動

6～8下／組，左右各2組

1 舉起右邊手臂，與肩膀平行。

前手臂線 P104

2 右手臂往後平行伸展，同時頭轉向左側。伸展時維持指尖朝下、掌心向外。

Dr.Tu的診斷書

若是工作中需要不斷重複手部動作的話，極有可能會產生各種腕部問題，其中以腕隧道症候群最為嚴重，這是因為通過手腕的正中神經被壓迫產生的，症狀是大拇指、食指、中指與部分無名指會出現痠痛麻鈍感；通常早晨醒來時是症狀最明顯的時候，有時候甩一甩手症狀會緩解一下。

特別注意 神經壓迫的問題若置之不理的話，症狀會逐漸惡化，麻刺感會加劇，手指力量會減弱，甚至還會發生東西拿不住從手中跌落的狀況，千萬不要置之不理。

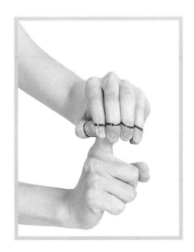

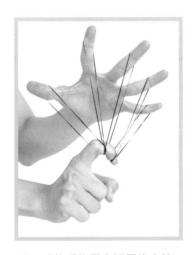

1 將5條橡皮筋分別套在5根手指頭上，用另一手的食指勾住5條橡皮筋的另一端。

2 5隻手指用力撐開橡皮筋，停留大約3-5秒後，再慢慢放鬆。

POINT！ 要撐開到手指張開的最極限角度，感覺手掌內彎曲手指的肌腱被伸展開。

13-B

5～6下／組，左右各2組

強化訓練 手指伸展運動

14 髕股骨疼痛症候群

Dr.Tu的診斷書

髕骨股骨疼痛症候群，指的是膝關節前方疼痛，大多是因為髕骨外翻，也就是髕骨往外移動或者傾斜向外側，造成外側髕骨與股骨間摩擦增加，導致發炎疼痛。但如果摩擦的時間太久，會導致髕骨軟骨磨損，也就是所謂的髕骨軟化症，女性的發生率大於男性。

側線 P92

淺前線 P86

特別注意

此症候群發生的原因有4種：

❶ **過度使用**：跑量太大、跑上下坡太多、跳躍動作過多等。❷ **骨盆與股骨的夾角**：女性骨盆比男性寬，股骨相對比較向內斜，因此髕骨相對容易外移。❸ **足弓塌陷與足內旋**：容易導致脛骨內旋，因此髕骨也容易外移。❹ **肌肉力量不足**：股內斜肌肌力太弱，臀中肌肌力太弱。

14-A 下肢外側筋膜滾筒按摩

14-B **強化訓練** 下肢內側肌筋膜   14-C **強化訓練** 髖外展肌筋膜

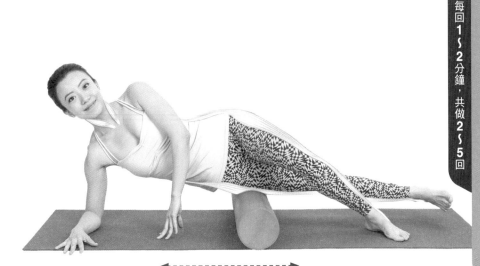

1 側身躺，右大腿前外側壓在滾筒上，
左腳彎曲踩在右腳前方穩定身體。

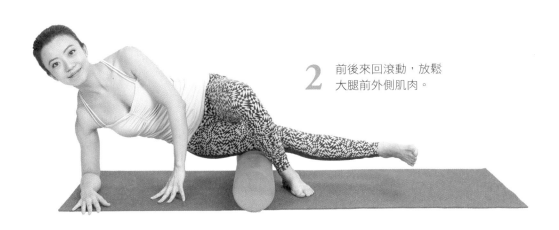

2 前後來回滾動，放鬆
大腿前外側肌肉。

POINT！ 如果要放鬆小腿，則側身，雙腳併攏，將右小腿
壓在滾筒上，前後來回滾動。1~2分鐘後換邊。

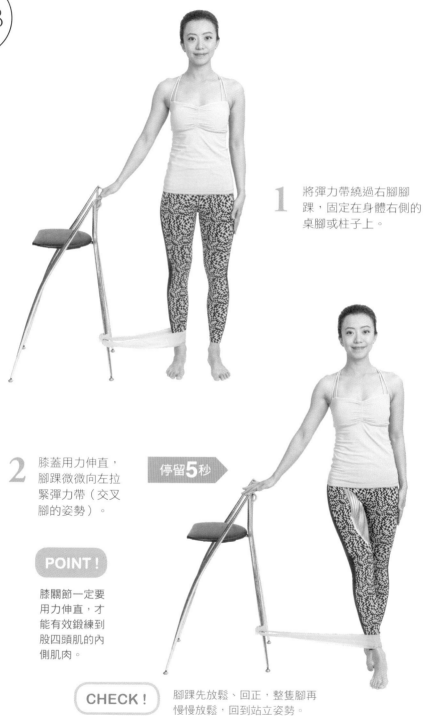

強化訓練

下肢內側肌筋膜

6～8下／組，左右各2組

1 將彈力帶繞過右腳腳踝，固定在身體右側的桌腳或柱子上。

2 膝蓋用力伸直，腳踝微微向左拉緊彈力帶（交叉腳的姿勢）。

停留**5秒**

POINT！

膝關節一定要用力伸直，才能有效鍛練到股四頭肌的內側肌肉。

CHECK！ 腳踝先放鬆、回正，整隻腳再慢慢放鬆，回到站立姿勢。

1 將彈力帶繞過左腳腳踝，固定在身體右側的桌腳或柱子上。

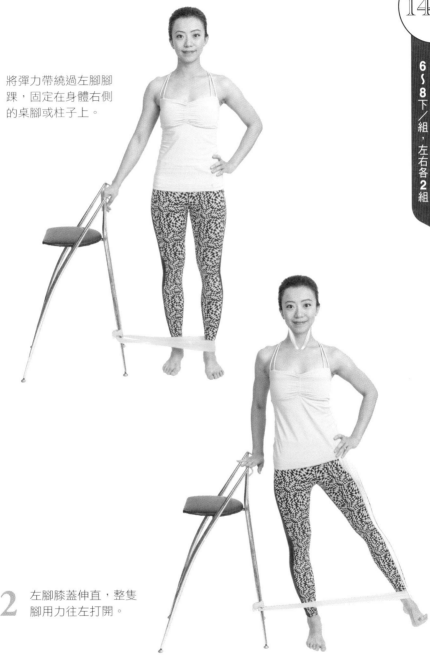

2 左腳膝蓋伸直，整隻腳用力往左打開。

CHECK！ 右腳站穩，不可晃動，身體保持正中。

15 髂脛束疼痛症候群

Dr.Tu的診斷書

髂脛束在大腿的外側，從髂骨到脛骨，是一條非常強韌的筋膜組織。如果此條筋膜太緊繃，會摩擦股骨外髁，導致髂脛束與外髁骨膜都發炎疼痛，疼痛的部位在膝蓋外側，當膝關節彎曲或伸直到某個特定的角度時，會突然非常疼痛。

特別注意	這個問題通常發生在過多的跑或者跳躍運動者，例如跑者、籃球員、足球員等，尤其臀部肌肉與核心肌群無力者，更容易發生這個問題，特徵就是走路或者跑步的時候，骨盆左右晃動會很大。

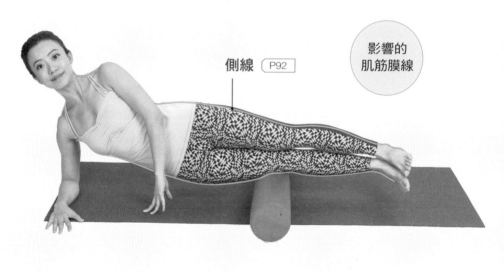

側線 P92

影響的
肌筋膜線

15-A 膝蓋外側和側線筋膜伸展　　　15-B 大腿外側髂脛束滾筒按摩

15-C 強化訓練 側躺伸腳前後點

1 往右側躺在床緣，背朝外，左手越過頭頂扶著床緣，
右腳膝蓋與髖部彎曲90度。

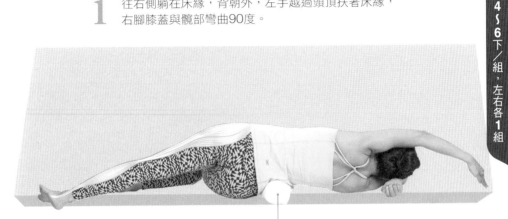

頭頸部可枕著枕頭或枕著手肘，腰下墊一個
捲成圓筒狀毛巾，讓脊椎保持一直線。

2 左腳向後延伸，垂出床緣，注意臀部（骨盆）
要和床面垂直。

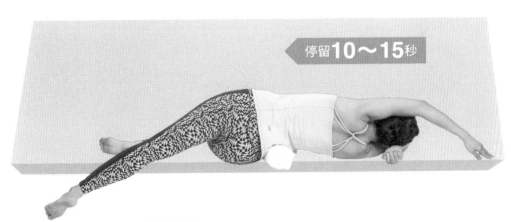

停留**10～15**秒

POINT！ 骨盆不可扭轉，感覺伸展的張力沿著髖部與大腿外側，
甚至到達腰部與胸部側面。

大腿外側髂脛束滾筒按摩

每回 1～2分鐘，左右各 2～5回

1 側躺地上，右手肘撐起身體，滾筒放在靠右大腿根部，左手掌輔助支撐。

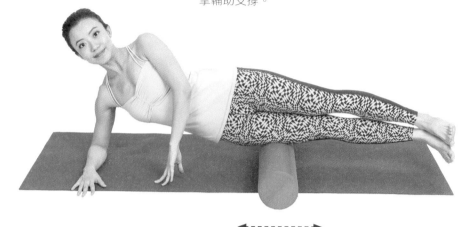

POINT！ 雙腿可以併攏打直，如果覺得太費力也可以右腳打直，左腳膝蓋彎曲踩在右腳前方，增加穩定度。

2 前後移動身體，讓滾筒在膝蓋側邊至大腿根部來回滾動，直到覺得放鬆為止。

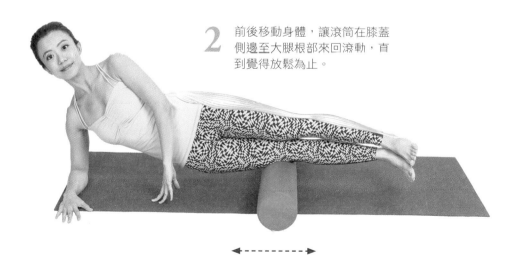

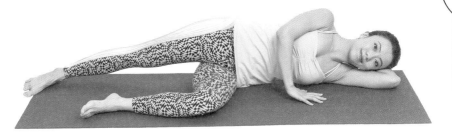

1 左手肘枕於頭下，側躺，左膝蓋彎曲。右手撐地或放在大腿外側。

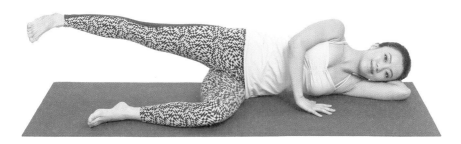

2 右腳伸直抬起，注意從腳踝、膝蓋、髖部、骨盆、肩膀至後腦杓，
都要保持一直線。

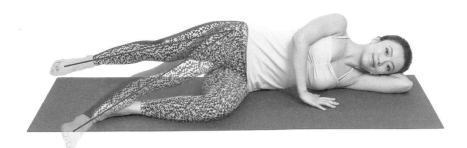

3 腳往前，從臀部到腳尖維持一直線，腳尖輕輕點地後，回到動作2；
腳往後，維持一直線，腳尖輕輕點地，再回到動作2。

16 退化性膝關節炎

Dr.Tu的診斷書

退化性膝關節炎是因為膝關節軟骨會隨著年紀與使用程度而磨損，然後膝關節持續的發炎退化，這個問題相當常見，早期的症狀只有爬山或者上下樓梯等動作才會覺得疼痛，狀況時好時壞，因此大部份的人常常忽視了早期的症狀，直到蹲下會痛，甚至蹲下去站不起來，最後連走路也覺得疼痛時，大家才會開始重視。

特別注意 退化性膝關節炎與體重過重或下肢肌肉力量不足有關係，也與膝關節周圍的肌肉緊繃導致膝關節負荷變大有關係，因此，可以從伸展拉筋與肌力訓練著手來改善這個問題。

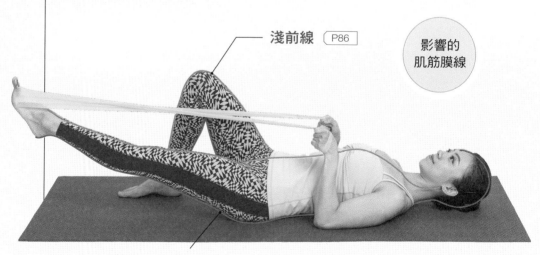

淺前線 P86

影響的
肌筋膜線

淺背線 P80

 16-A 舉腳頂天與放下打直   16-B 膝蓋彎曲與伸直

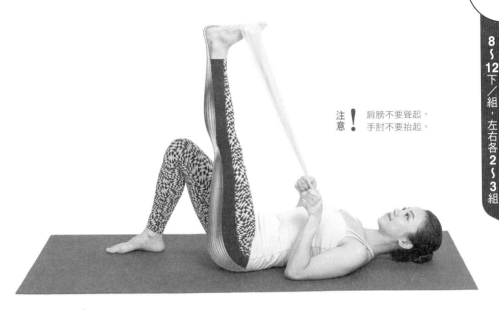

注意 ❗ 肩膀不要聳起，
手肘不要抬起。

1 腳及腳背打直舉高，動作同16-A-2。

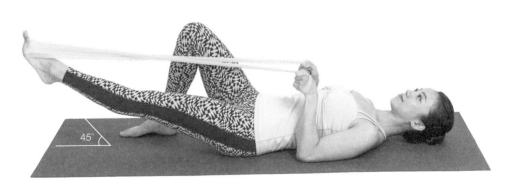

2 腳緩緩放下，膝蓋打直，腿維持一直線，與地面呈45度。

16-B

膝蓋彎曲與伸直

8〜12下／組，左右各2〜3組

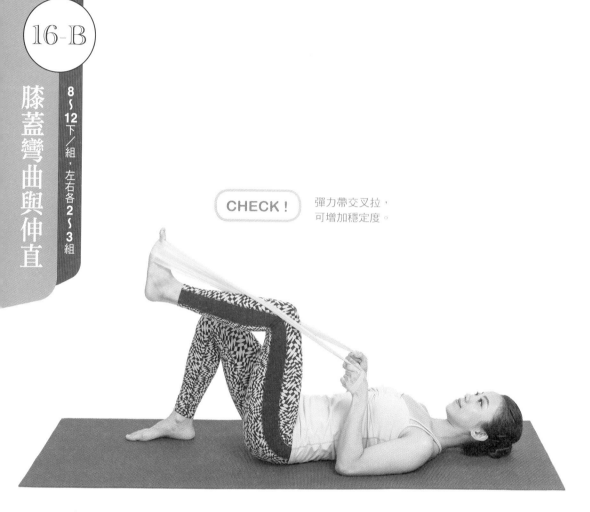

CHECK！ 彈力帶交叉拉，
可增加穩定度。

1 仰躺，右腳踩地，左腳舉起膝蓋彎曲，彈力帶繞過腳掌，
雙手拉住彈力帶兩邊。

醫師小叮嚀

彈力帶要維持能伸展的鬆緊度，不要一味拉緊。

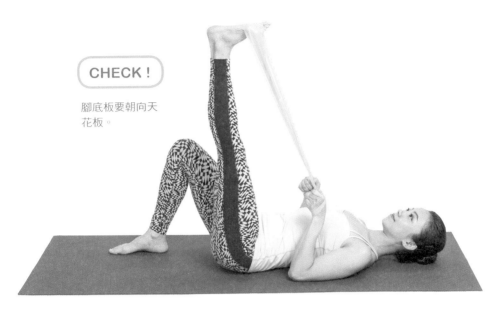

CHECK！

腳底板要朝向天
花板。

2 左腳舉高打直，腿與身體垂直呈90度。腳掌維持與腳踝垂直。

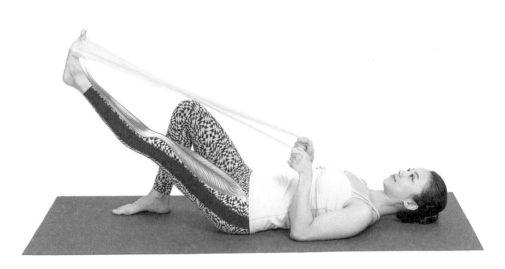

3 腳緩緩放下，腿打直，但不可直接貼在地面。

17 手腕肌腱發炎

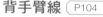

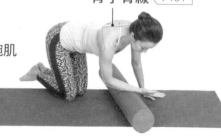

背手臂線 P104

(17-A) 拉手伸展手臂　(17-B) 滾筒按摩伸展腕肌

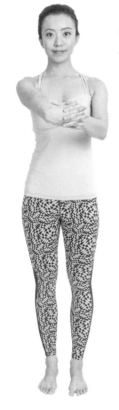

17-A

拉手伸展手臂

6～8下／組，左右各2組

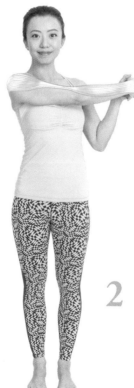

1 雙手手臂舉起向前，雙手十指緊扣交握，右手腕往左彎、左手臂微彎。

2 左手拉右手，往左後方帶，下半身維持不動，上半身隨著轉向左邊。

停留**10～15**秒

Dr.Tu的診斷書

手腕肌腱發炎就是俗稱的「滑鼠手」，因為長時間使用電腦滑鼠，手腕會一直固定在微微翹起來的狀態，導致伸腕肌肌腱發炎，疼痛的部位就在手腕的背側肌腱。若是日常生活或工作需要重複手部動作，都會導致手腕肌腱發炎。

特別注意 這類型的症狀多是：手腕背側的肌腱腫脹，一壓就痛，工作越久、疼痛越嚴重，越用力越痛。治療方法除了讓手腕盡量休息之外，伸展放鬆所有手臂背側的肌肉群，就是最好的方法。

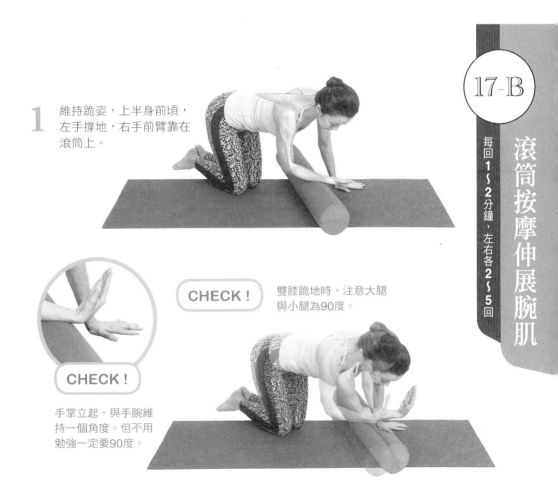

17-B

滾筒按摩伸展腕肌

每回 **1～2** 分鐘，左右各 **2～5** 回

1 維持跪姿，上半身前傾，左手撐地，右手前臂靠在滾筒上。

CHECK ! 雙膝跪地時，注意大腿與小腿為90度。

CHECK ! 手掌立起，與手腕維持一個角度。但不用勉強一定要90度。

2 手掌保持指尖朝上，前後滾動滾筒，按摩手臂外側。

18 坐骨神經痛

Dr.Tu的診斷書

坐骨神經是由第四至第五節腰椎神經及第一至第三節薦椎神經組合而成的神經束，當坐骨神經被壓迫，就會產生坐骨神經痛，其壓迫有可能來自腰椎，例如腰椎間盤突出、腰椎骨刺或者脊椎滑脫等，患者會感覺到從臀部往下放射到大腿、小腿和足部類似觸電般的痠麻熱痛。

特別注意 除了就醫治療之外，初步的症狀改善方式就是伸展放鬆可能會壓迫坐骨神經的肌肉群，包括大腿、臀部與腰部的肌肉，並且保持良好的姿勢，以減少腰薦椎的壓力。

淺背線 P80

影響的肌筋膜線

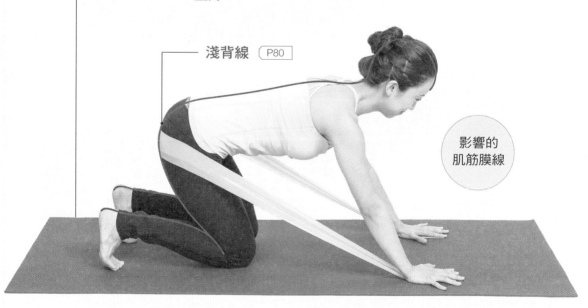

(18-A) 椅子輔助腰椎伸展   (18-B) 跪地彈力帶臀部伸展

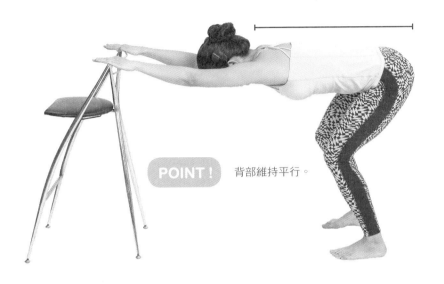

POINT！ 背部維持平行。

1 站在桌子或椅子前距離一大步，膝蓋微彎，雙腳打開與肩同寬，雙手撐在桌面或椅背上。

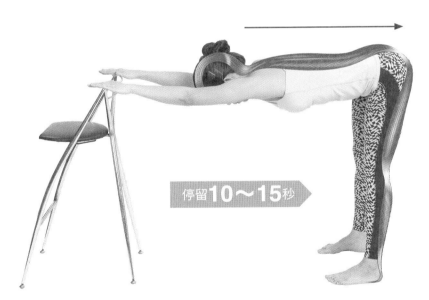

停留**10～15**秒

2 膝蓋打直，臀部向後靠，重心轉移向後；感覺到脊椎被拉長、延伸。

跪地彈力帶臀部伸展

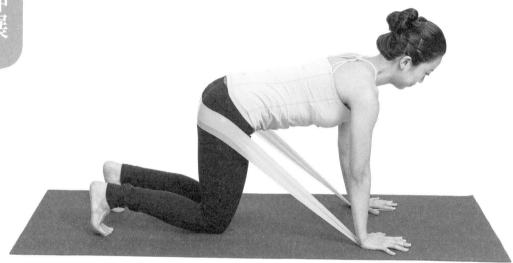

1 維持跪姿，雙手雙腳打開與肩同寬。彈力帶繞過臀部（坐骨），
手掌分別壓住彈力帶兩端，重心稍微向前。

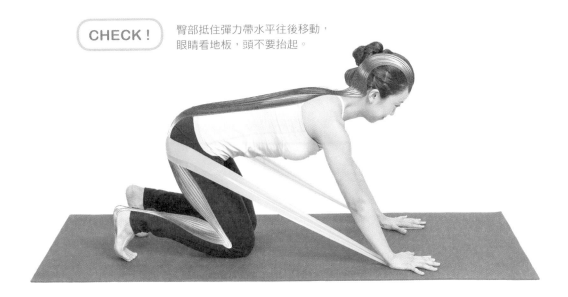

停留**10～15**秒

CHECK！ 臀部抵住彈力帶水平往後移動，
眼睛看地板，頭不要抬起。

2　吸一口氣預備後，吐氣，同時重心往後移，
維持核心穩定，脊椎保持一直線。

19 梨狀肌症候群

Dr.Tu的診斷書

梨狀肌是臀部深層的一條肌肉，如果這條肌肉拉傷或腫脹發炎，就有可能會壓迫到坐骨神經，導致下肢放射性的痠麻電熱痛，稱為「假性坐骨神經痛」，梨狀肌受傷的可能原因，包括：久坐、運動過度、姿勢不良（三七步站立或者翹腳坐）或工作必須長時蹲坐、久坐硬椅、長久站立等。

特別注意 現代人保持坐姿的時間實在是太長了，因此梨狀肌的問題很常見，大多數的人就算不特別覺得疼痛，梨狀肌也常常都是屬於緊繃的狀態，因此這是一個平時就要常常伸展的部位，以免演變成發炎，導致疼痛。

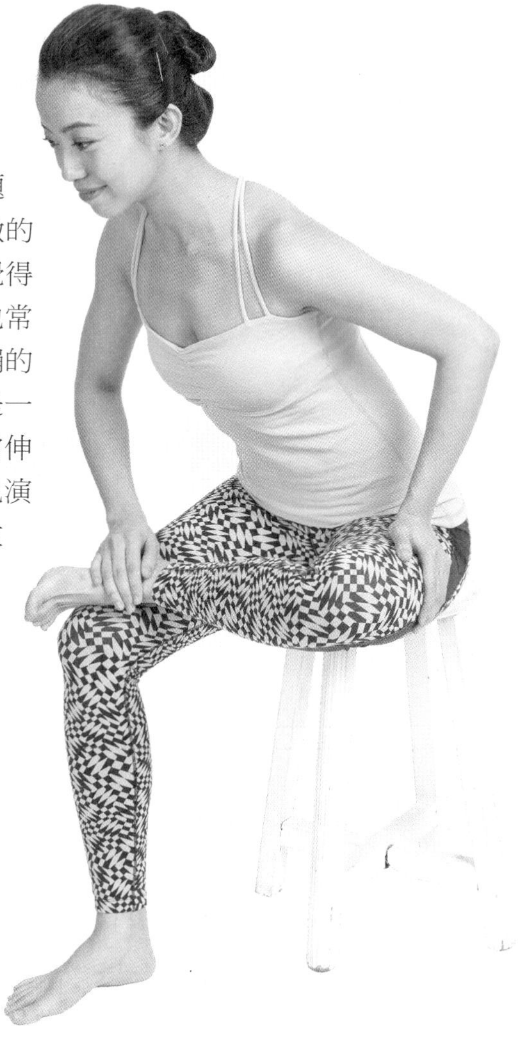

19 A 坐姿梨狀肌伸展

19 B 滾筒梨狀肌按摩

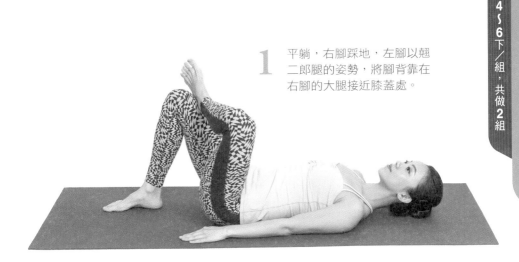
1 平躺,右腳踩地,左腳以翹二郎腿的姿勢,將腳背靠在右腳的大腿接近膝蓋處。

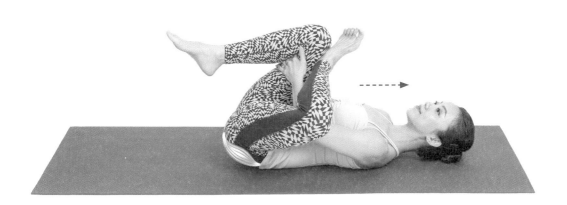

2 雙手環抱右腳膝窩,把右大腿往胸口拉近,感覺左側臀部肌肉被伸展開。

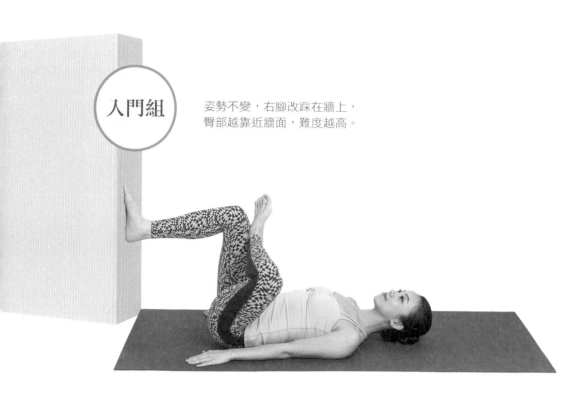

入門組

姿勢不變，右腳改踩在牆上，
臀部越靠近牆面，難度越高。

挑戰組

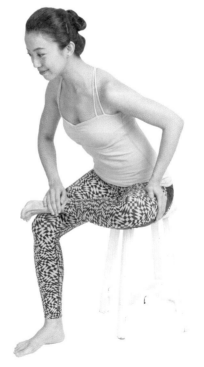

坐姿，右腳踩地面，左腳翹到
右大腿上，身體向前彎曲。

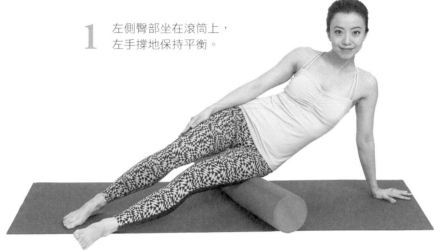

1 左側臀部坐在滾筒上，
左手撐地保持平衡。

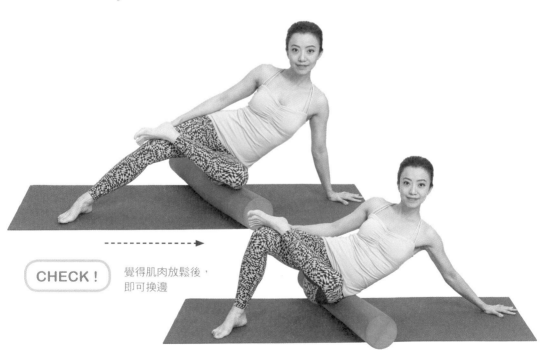

CHECK！ 覺得肌肉放鬆後，
即可換邊

2 左腳放到右腳膝蓋上，上半身微微傾斜左側，
接著前後滾動滾筒按壓臀部肌肉。

梨狀肌症候群　**193**

20 腿後肌拉傷

Dr.Tu的診斷書

運動前的熱身不足就進行
爆發性的動作，容易導致
大腿後側的肌肉或者肌腱拉
傷，通常會發生在短跑的衝
刺或加速、羽球往前大跨步救
球，或者跆拳道運動的直膝前踢
動作。日常生活中，如果在措手
不及之下必須大跨步動作（滑倒、
為了接住東西等），也會導致腿後
肌拉傷。

特別注意 典型症狀為受傷處一壓就痛或
腫脹，高抬腿、大跨步或身體
前彎時疼痛會加劇，越用力就
會越痛；如果局部出現瘀血、
連走路都會疼痛，那就表示
大腿肌肉有撕裂傷，這是最
嚴重的情況，除了循序漸
進的伸展之外，需要休
息6至12周以上才有可
能痊癒。

淺背線 P80

20-A 單腳T字站立　　20-B 舉手坐空氣椅

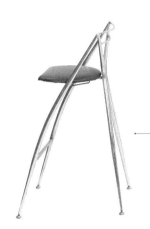

20-A

1　面向桌子或椅子，約一大步距離，雙腳打開與肩同寬。

—— 選擇沒有輪子的桌椅，比較安全。

CHECK！　另一腳膝蓋伸直穩穩踩地，讓重心向後移。回到1之後，再換邊。

兩邊骨盆保持水平。

2　上半身往前傾，雙手扶桌子或椅子，單腳向後抬高，與背部呈一直線。

停留**10～15秒**

—— 身體重量由站立腳支撐。

腿後肌拉傷　195

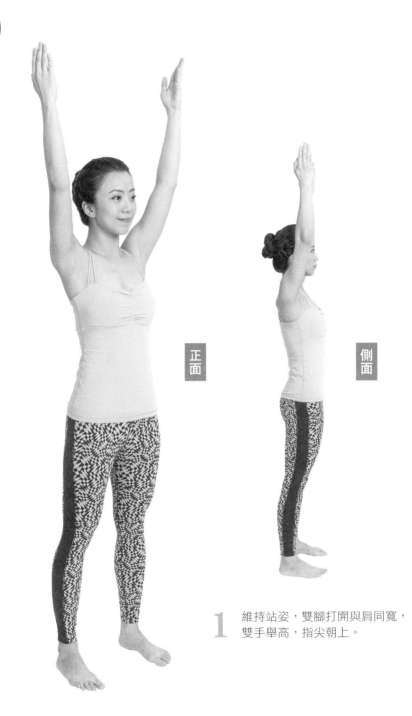

正面

側面

1 維持站姿，雙腳打開與肩同寬，雙手舉高，指尖朝上。

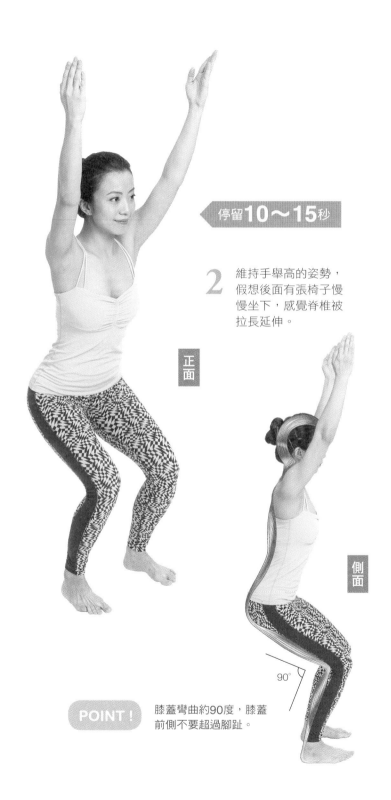

停留**10～15**秒

2 維持手舉高的姿勢，
假想後面有張椅子慢
慢坐下，感覺脊椎被
拉長延伸。

正面

側面

90°

POINT！ 膝蓋彎曲約90度，膝蓋
前側不要超過腳趾。

21 旋轉肌肌腱炎

Dr.Tu的診斷書

旋轉肌群是穩定肩關節最重要的力量來源，因此也非常容易發炎，其中以棘上肌最容易受傷。大多是因為反覆抬手的動作，例如晾衣服、炒菜、打羽毛球、游泳等；頻繁的抬起手臂去移動滑鼠，伸長手拿遠處或高處的東西，甚至駝背圓肩的姿勢也會導致棘上肌承受過多手臂下垂的重力拉扯。

特別注意　一旦痛到手臂無法舉起，很可能是棘上肌肌腱破裂，建議應照超音波檢查。如果舉手無法貼到耳朵、手臂水平打開無法超過肩膀高度、反手摸不到腰、晚上睡覺的時候會感覺明顯的肩膀痠痛感，這是五十肩的症狀，並非單純發炎。

影響的
肌筋膜線

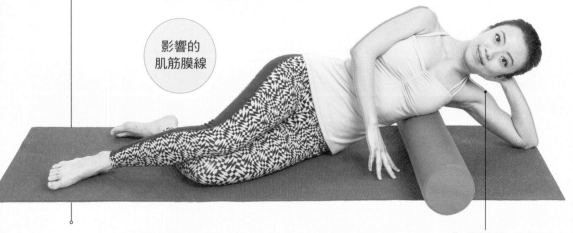

背手臂線　P104

21-A　胸肌伸展運動　　　21-B　滾筒按摩肩胛下肌肉

21-C　強化訓練　肩外旋運動

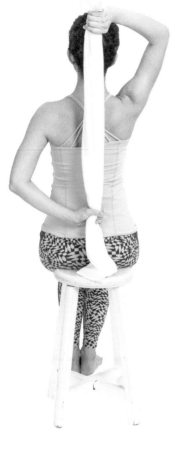

1 右手在上、左手在下，
將毛巾在背後拉直。

POINT！ 毛巾要維持一直線。

停留**15～20**秒

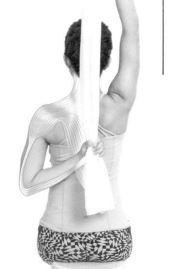

2 右手往上拉，帶動
左手跟著往上，拉
完6~8下後換邊。

滾筒按摩肩胛下肌肉

每回 **1～2**分鐘，左右各 **2～5**回

1 左側斜躺在滾筒上，左手支撐頭，
讓左肩胛骨的外側靠在滾筒上。

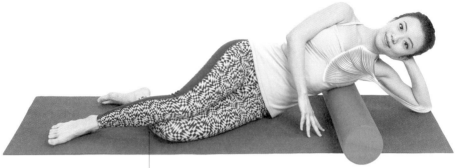

臀部不是坐在地上，左腳彎曲，
右腳伸直。

2 利用右腳膝蓋彎曲、伸直，前後滾動滾筒。
覺得放鬆之後，再換另一邊。

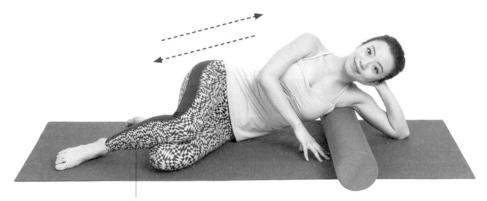

利用膝蓋彎曲、伸直的力量滾動。

醫師小叮嚀

如果覺得疼痛難耐，可以先暫停一下，或者臀部
坐在地板上，不要懸空，可以減輕按壓力量。

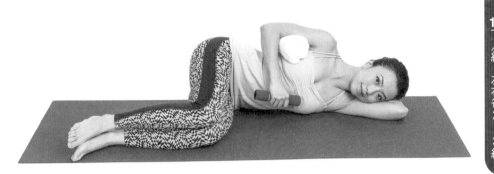

1 身體側躺，左手臂枕在頭下，右手臂下墊一個毛巾捲；右手肘90度彎曲，拿著啞鈴先靠在肚子上。

2 肩胛收緊，手臂夾住毛巾，手向外旋轉將啞鈴舉起，再緩慢將啞鈴放下。

POINT！

雖然是側躺的動作，也要記得挺胸。

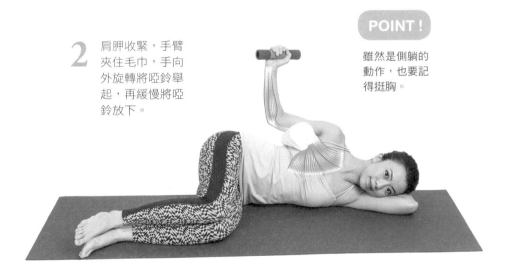

22　腰椎椎間盤突出

淺背線 [P80]
淺前線 [P86]

(22-A)　天鵝式伸展

(22-B)　[強化訓練]　淺前線與淺背線伸展運動

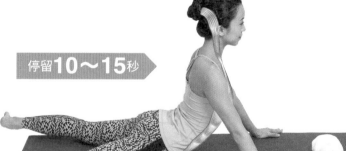

22-A

天鵝式伸展

4～6下／組，左右2組

POINT！ 腳板為外八姿勢，大腳趾碰地。

1 趴在地上，雙手雙腳打開，比肩略寬，額頭輕觸地板。

可在額頭與地板間放上摺疊毛巾。

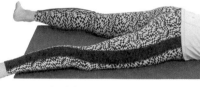

停留10～15秒

2 盡量將上半身撐起，維持核心穩定，撐起角度在能力所及範圍內即可。

Dr.Tu的診斷書

腰椎的椎間盤突出，大多發生於年輕或者中年人（25～50歲），發生的族群非常廣泛，並非只有搬重物的人，只要長時間坐著（辦公室族群或者學生）都很容易發生，因為坐著時身體前傾的姿勢，對腰椎間盤的壓力與搬重物不相上下。患者通常有長期的下背緊繃或痠痛的問題，然後某天突然感覺下背非常不舒服，彎腰或者肚子用力（咳嗽），會讓疼痛加劇。

特別注意
急性的腰椎間盤突出容易和急性腰扭傷混淆，一開始只有嚴重的下背疼痛，並且動彈不得，並沒有放射性神經痛的症狀。不過急性腰扭傷通常只要休息三到五天左右，疼痛就會改善，但如果是腰椎間盤突出，就必須要接受治療且臥床休息好幾天才能好轉。

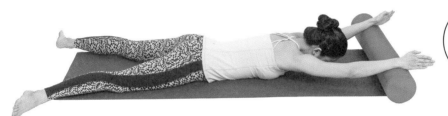

22-B

4～6下／組，共做2組

強化訓練

淺前線與淺背線伸展運動

1 趴在地上，手腳打開比肩稍寬，滾筒放在雙手小指外緣下方。

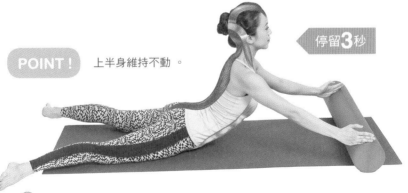

停留3秒

POINT！ 上半身維持不動。

2 將滾筒拉向自己，上半身慢慢抬起，感覺脊椎向上延伸。

醫師小叮嚀

上半身抬起來的高度，依每個人的肌力與柔軟度而不同，不要太過勉強，否則會誘發疼痛，動作的方向和順序要對，避免運動傷害。

23 脊椎滑脫

Dr.Tu的診斷書

搬運重物、重訓不當、快速強烈的後仰或者旋轉身體（高爾夫、棒球），以及強烈的撞擊外傷或者老化，會導致穩定脊椎之間的骨頭崩解，就像是卡榫裂開，脊椎會往前方(肚臍的方向)滑脫，患者會感到下背部和臀部疼痛，肌肉緊繃，身體前彎和蹲下時疼痛會減輕，後仰時疼痛加劇。

> **特別注意** 脊椎向前滑脫的話會直接壓迫到神經，也會造成脊椎管內的空間變小，間接導致脊椎管內神經的壓力，這些都會造成支配區域的神經症狀，例如臀部到下肢的麻木、感覺異常或者無力等症狀。

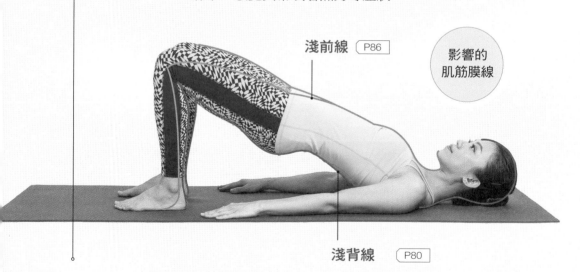

淺前線 P86

影響的
肌筋膜線

淺背線 P80

23-A 屈膝抱胸伸展

23-B 強化訓練 骨盆後傾運動

23-C 強化訓練 仰躺橋式運動

1 仰躺姿勢，雙腳抬高，雙手繞過膝蓋下方、環抱膝蓋。

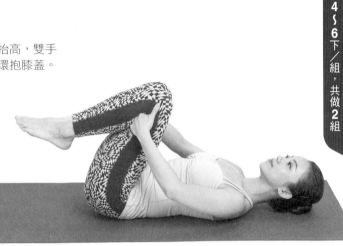

2 將大腿盡量拉近胸口，再回到1。

停留10～15秒

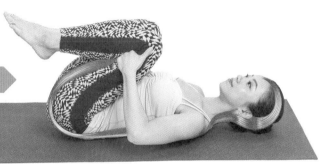

如果環抱雙腳有困難，可以改成單腳曲膝抱胸。

基本版

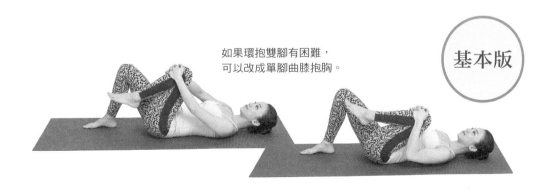

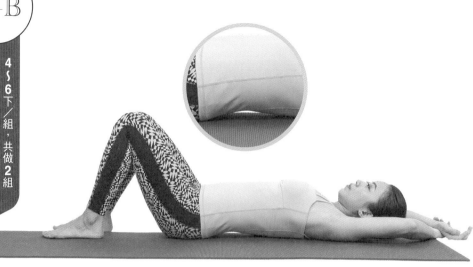

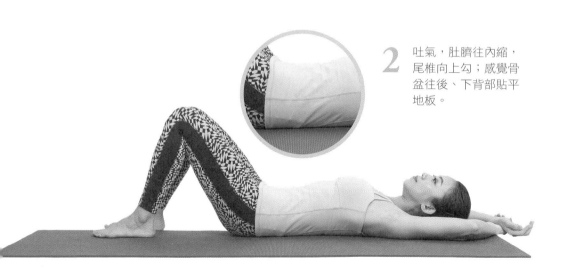

1 仰躺，雙腳打開與肩同寬，吸氣放鬆，感覺下背與地板之間有一個空隙。

2 吐氣，肚臍往內縮，尾椎向上勾；感覺骨盆往後、下背部貼平地板。

CHECK！ 這個動作主要是幫助下背肌肉拉長放鬆，幫助恢復腰椎與薦椎之間的正常排列。

1 平躺，雙手置於身體兩側，雙膝立起踩在地板上。

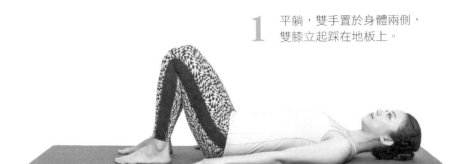

2 臀部肌肉收縮，將臀部抬起離開地面，讓肩、髖、膝關節三點呈一直線。

▶▶▶ 將臀部慢慢放下來，讓身體回到地面。

POINT！

抬到最高時，身體會是一條筆直的斜線。

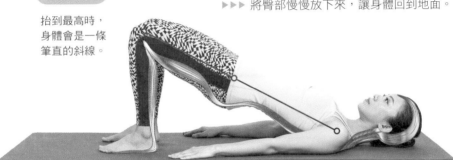

NG! 上半身往上凸，代表施力部位錯誤。

進階版

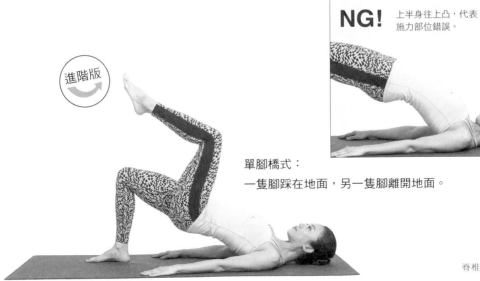

單腳橋式：
一隻腳踩在地面，另一隻腳離開地面。

24 頸椎椎間盤突出

Dr.Tu的診斷書

頸椎的椎間盤突出以往常發生在中老年人，但現在發生年紀有越來越年輕的趨勢（30歲左右），工作的姿勢不良和3C低頭族都是高危險族群，症狀是頸部僵硬疼痛，有些會蔓延到上背部，如果突出的椎間盤壓迫到頸椎神經根，則會出現放射到手臂或手指的酸麻電刺痛感，甚至出現上肢肌肉無力的症狀。

特別注意 初期症狀不明顯，和肩頸部的僵硬疼痛類似，按摩放鬆後症狀只能稍稍緩解，如果你有這樣的情形，或者常落枕、膏肓莫名疼痛難耐，很可能是頸椎間盤突出的早期症狀。若伸展或者運動中麻木與無力的情況加重，表示椎間盤突出的狀況嚴重，不建議繼續運動！

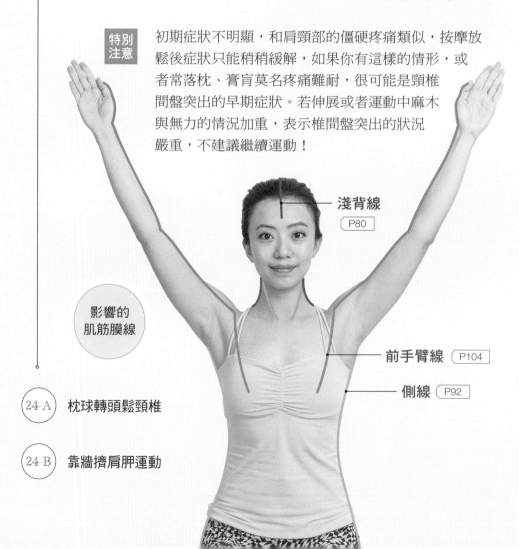

淺背線 P80

影響的肌筋膜線

前手臂線 P104

側線 P92

24-A 枕球轉頭鬆頸椎

24-B 靠牆擠肩胛運動

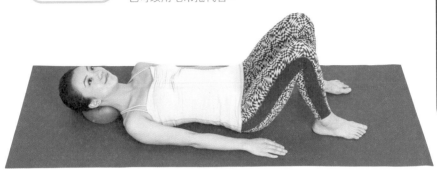

CHECK ! 讓充飽的彈力球適度洩氣，如果沒有小彈力球，也可以用毛巾捲代替。

1 仰躺，雙腳踩地，頭部輕鬆枕在小彈力球上。
下巴往胸靠近，輕輕點頭，再回正。

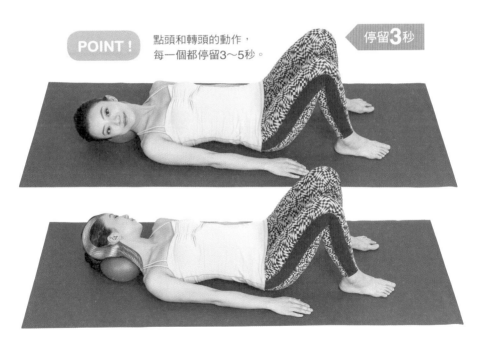

POINT ! 點頭和轉頭的動作，每一個都停留3～5秒。

停留**3**秒

2 接著轉頭看右側，脖子回正、看天花板，然後再轉左側。

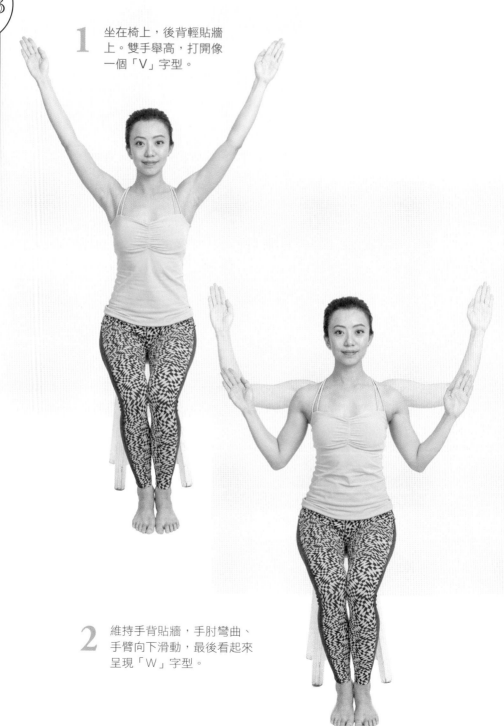

1　坐在椅上，後背輕貼牆上。雙手舉高，打開像一個「V」字型。

2　維持手背貼牆，手肘彎曲、手臂向下滑動，最後看起來呈現「W」字型。

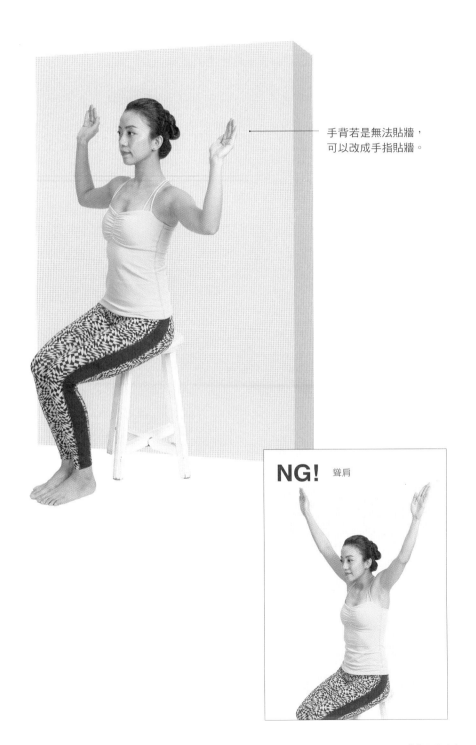

手背若是無法貼牆，
可以改成手指貼牆。

NG! 聳肩

25 足底筋膜炎

Dr.Tu的診斷書

發生原因可能是久站 · 長跑 ·
體重過重或者鞋底太硬等，
疼痛的部位在腳跟，特徵
是早晨醒來下床第一步腳
跟踩到地板，會感到劇
烈疼痛。

特別注意 症狀加重的時
候，連坐一下
站起來的時候
也會痛。

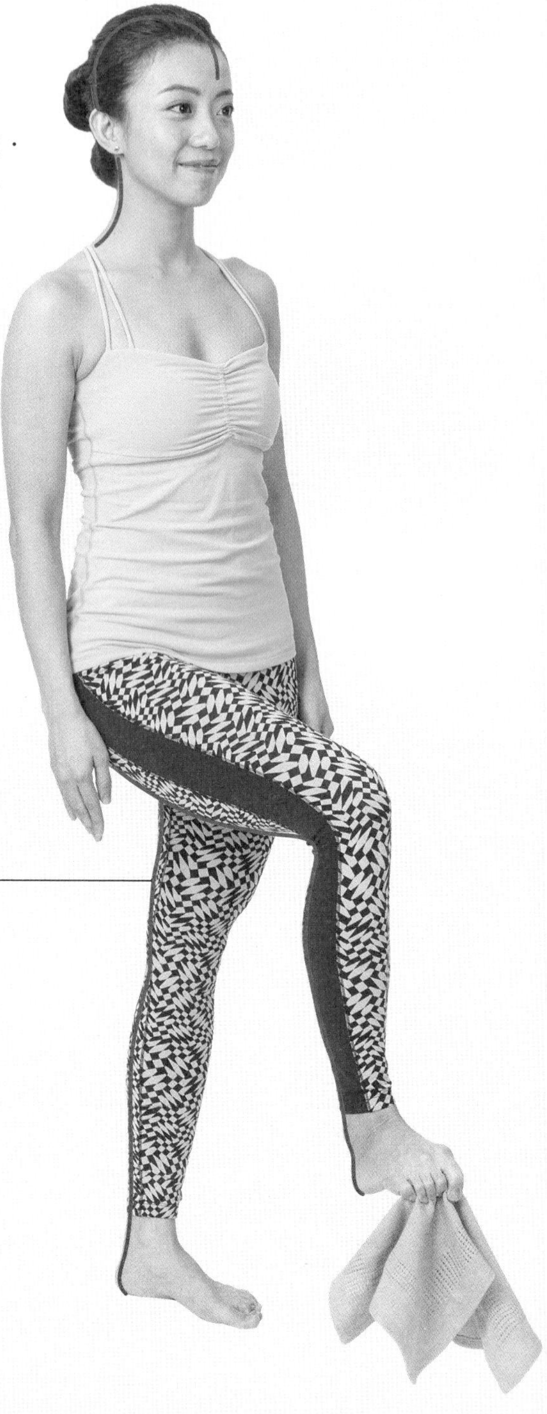

淺背線 P80

25-A 網球放鬆足底筋膜

25-B 單腳跪坐踮腳跟

25-C 強化訓練 腳趾運動

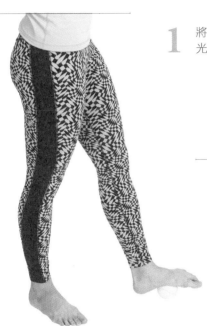

1　將網球放在平坦地面上，光腳踩住網球。

2　前後來回滾動網球，按摩腳底筋膜。

醫師小叮嚀

踩網球緩解足底筋膜疼痛時，常遇到患者以為要拼命按壓最疼痛的腳跟部位才會好，其實應該是按壓腳跟痛點的前方，包括足弓與腳掌肌肉，來回滾動。

單腳跪坐踮腳跟

6～8下／組，左右各2～3組

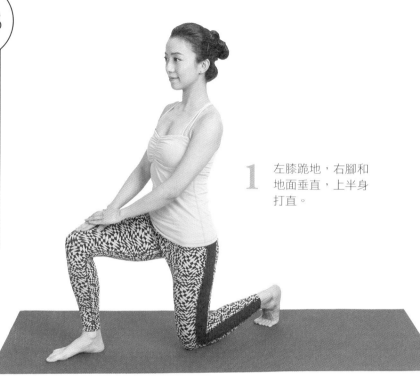

1 左膝跪地，右腳和地面垂直，上半身打直。

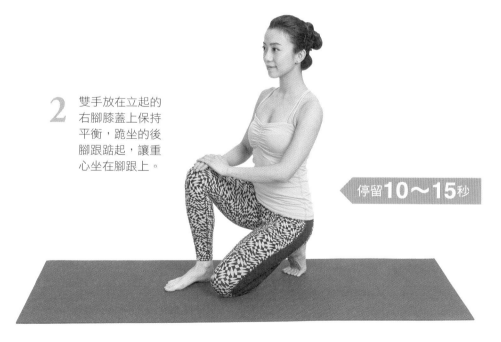

2 雙手放在立起的右腳膝蓋上保持平衡，跪坐的後腳跟踮起，讓重心坐在腳跟上。

停留10～15秒

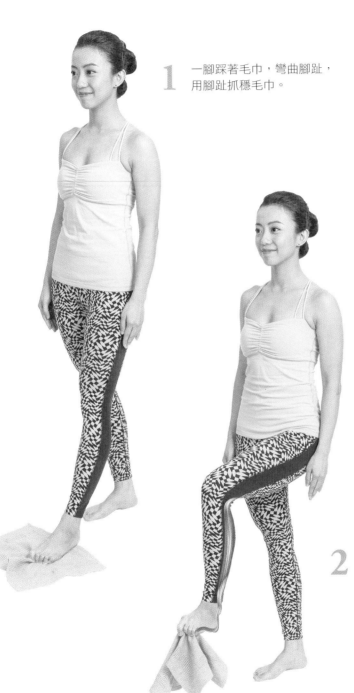

1 一腳踩著毛巾，彎曲腳趾，用腳趾抓穩毛巾。

注意 ！ 平衡感比較差的人可以稍微扶著牆壁或桌沿。

2 將毛巾用腳趾抓住、腳抬離地面。

CHECK！

放開腳趾後，盡量伸展腳背和每一根腳趾頭。

〔結語〕
肌筋膜——平常看不到，
但絕對需要保養維護的身體器官

　　我們都知道器官老化的話機能會衰退，皮膚老化的話會變皺沒有彈性，骨頭老化的話骨質會流失、變脆，所以，我們會定期健康檢查，確認身體器官的健康狀態，會在臉上塗抹各式各樣的保養品，吃昂貴的健康食品維持骨密度……但是我們卻忽略了，原來肌筋膜也會生病、也會老化。

　　肌筋膜會因為受傷而僵硬或者粘黏，就算沒受傷也會隨著年紀而逐漸老化，老化的肌筋膜會變得沒有彈性，並且更容易受傷，因此肌筋膜平時就需要保養，就需要被訓練，才能保持健康的狀態，而且，一旦肌筋膜受傷，也一樣是需要被治療的，肌筋膜扭傷拉傷或者僵硬緊繃不是放著不理，休息一陣子，就一定會自己痊癒的，有些嚴重的肌筋膜損傷，如果沒有接受正確的治療，更會留下許多後遺症，許多舊傷會一直反覆發作，正是這個原因。

　　況且，肌筋膜不健康，不僅僅會產生疼痛，肌筋膜還負責身體的訊息傳遞，並且與動作反應能力有關，因此，有好的肌筋膜，才能有好的動作表現，有快速的訊息傳遞，才能夠使身體免於受傷，免於產生疼痛。此外，因為肌筋膜線的分佈與連動關係，所以，疼痛的位置不一定就是肌筋

膜有問題的地方，如果只是哪裡痛就伸展或者按摩哪裡，常常無法根除問題，但是，如果可以根據肌筋膜線的走向提供給我們的線索，那麼伸展・放鬆與訓練就能夠變得更有效率，更能一舉中的。

　　本書中伸展、按摩與訓練的內容，就是提供給讀者作為居家自我練習的簡單範本，不但平時可以用來保健肌筋膜，即使已經有疼痛的問題，也可以根據疼痛的部位或者疾病名稱，找到相對應的肌筋膜伸展・自我按摩與訓練，有病治病，沒病強身。

　　此外，如果可以配合充足的水分攝取和良好的睡眠，並且注意營養的攝取，那麼恭喜你，這樣就可以擁有最健康的肌筋膜。最後，再提醒大家一次，肌筋膜的特性就是易緊難鬆，肌筋膜的訓練需要很長的時間，因此，想要有健康的肌筋膜，一定要很有耐心，並持之以恆的進行書中所提到的這些肌筋膜健康操喔！

涂俐雯

HealthTree
健康樹　健康樹系列077

筋膜線按摩伸展全書
沿著6條筋膜線，找出真正疼痛點！84組對症‧部位‧強化的全方位按摩法

作　　　者	涂俐雯
總 編 輯	何玉美
副總編輯	陳永芬
責任編輯	賴秉薇
文字協力	賴沂青
美術設計	比比司工作室
繪　　　圖	莊欽吉
攝　　　影	水草攝影工作室

出版發行	采實文化事業股份有限公司
行銷企劃	陳佩宜‧黃于庭‧馮羿勳
業務發行	張世明‧王貞玉‧林踏欣‧林坤蓉
會計行政	王雅蕙‧李韶婉
法律顧問	第一國際法律事務所　余淑杏律師
電子信箱	acme@acmebook.com.tw
采實粉絲團	http://www.facebook.com/acmebook01

Ｉ Ｓ Ｂ Ｎ	978-986-9393-32-4
定　　　價	360元
初版一刷	2016年12月
初版四十二刷	2023年08月
劃撥帳號	50148859
劃撥戶名	采實文化事業股份有限公司
	104台北市中山區南京東路二段95號9樓
	電話：02-2511-9798
	傳真：02-2571-3298

國家圖書館出版品預行編目(CIP)資料

筋膜線按摩伸展全書/ 84組對症‧部位‧強化的全方位按
摩法/涂俐雯作. -- 初版. -- 臺北市：采實文化, 民105.12
　面；　公分. --（健康樹系列；77）
ISBN 978-986-9393-32-4

1.運動健康 2.按摩

411.71　　　　105021509

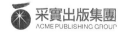

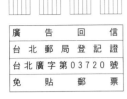
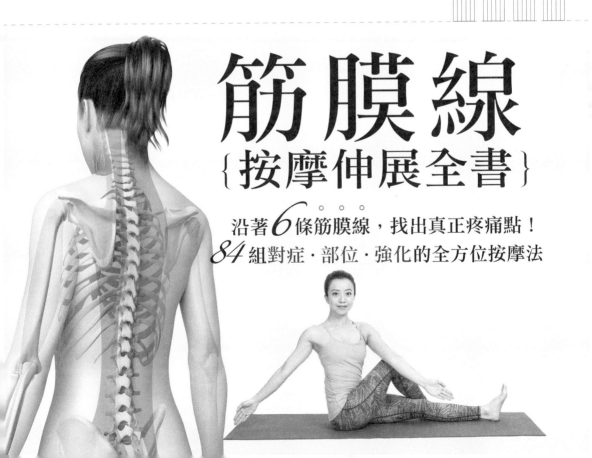

筋膜線
{按摩伸展全書}

沿著 6 條筋膜線，找出真正疼痛點！
84 組對症・部位・強化的全方位按摩法

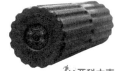

滾一滾鬆筋膜，
天天零痠痛

專業運動教練＋健康學教授聯手出擊，
教你用1個動作鬆開僵硬緊繃的「肌筋膜」

真人彩圖說明，畫出疼痛部位，方便查找，一滾就
有感；融合滾球＋滾筒，針對痛點先壓再滾，找出
最有效的方式！

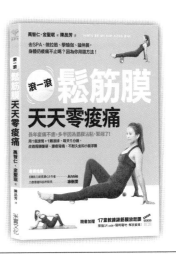

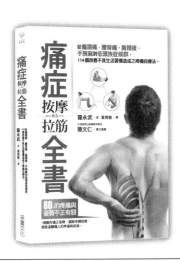

痛症按摩拉筋全書

用「1個動作」矯正姿勢、
調節身體狀態，遠離惱人疼痛

80％的疼痛都與姿勢不正、體態錯誤有
關！收錄60個常見痛症×12個運動傷害×
114種疼痛自療法，破解痛症原理，教你用
「1個動作」矯正姿勢、調節身體狀態，遠
離惱人疼痛。

改善脖子僵硬，
身體90%的疼痛都會消失

脖子連結全身許多重要器官，
90%的疼痛，都是因為「脖子僵硬」

執業30年的骨科醫學博士才知道的「頸椎24小時保
養術」！頸椎矯正操×吃對食物×護脖運動，立即
找回你的頸椎自癒力！

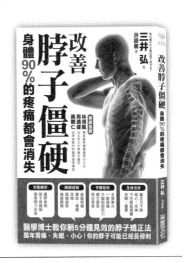

跑步的科學

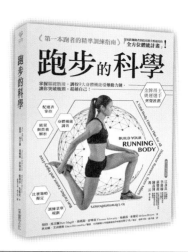

第一本跑者精準訓練指南，
從短跑到超馬都適用的全方位體能計畫

提升跑步技巧的六大祕訣：身體機能調校、菜單
規劃、配速表掌控、能量與營養解析、比賽策略
擬定、跑步傷害預防；用科學方法精準規劃，量
化每個訓練成果，打造會跑步的身體。

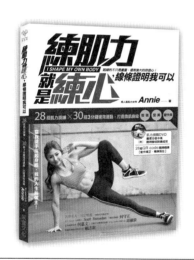

練肌力就是練心

58個最有效的徒手運動，
精準鍛鍊，3分鐘就有感！

28個融合瑜伽、重訓、有氧的肌力訓練，從
「核心」開始，深層鍛鍊每一塊肌肉。不需
器材，30天內增肌、減脂、練線條，練出最
想要的「微肌好身材」！

在家練肌力，體脂少10%

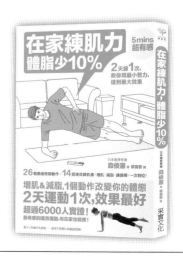

2天運動1次，效果最好；
超過6,000人實證，平均減脂10%，
線條再升級！

肌肉增加，體脂才會減少！日本超人氣健身教練，
教你「事半功倍」的增肌訓練，利用生活空檔鍛鍊
26個燃脂動作×14組速效練肌操，增肌‧減脂‧
練線條，5分鐘就有感。